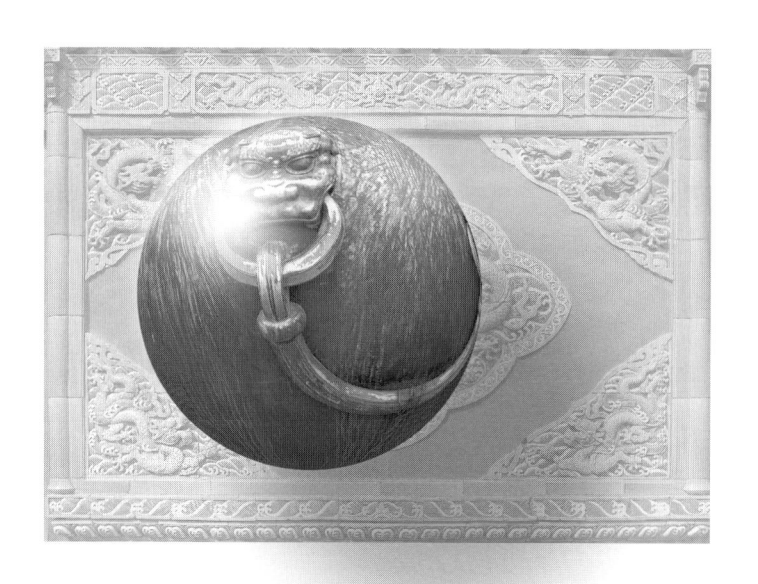

［図でわかる］
中医針灸治療のプロセス

朱江・劉雲提・宋琦=編／篠原昭二=監訳／和辻直・斉藤宗則=訳

東洋学術出版社

原書名：実用針灸治療表解
編　者：朱江・劉雲提・宋琦
原書出版社：中医古籍出版社（1994年刊）

監訳者：篠原昭二
訳　者：和辻直・斉藤宗則
編集協力：国永薫
装　丁：山口方舟

序

　本書との出会いはもう10年程前になる。はじめて手にしたときは，「こんな便利なテキストがあれば，もっと日本で中医鍼灸が普及するだろう！」と感動した。一般に中医学書は系統的にまとめられており，最初からきちんと学習するものにとっては非常にわかりやすい。しかし，いざ自分で勉強しようと思っても，どこからどう学んでよいか戸惑う場合が少なくない。そんなとき，本書では症状が最初に記述され，その中医学的病理，弁病または弁証，病証，配穴，手技等が簡明に表記されていた。本書に感動した理由は，これならば今まで中医学を勉強したことはないけれども，日常臨床のなかで中医学的な治療方法を参考・応用にする者にとっては，うってつけの書になると思われたからである。

　当初，教室内で担当を決めてゼミ生も含めて輪読を始め，それぞれの症候の日本語訳を行った。その結果をふまえて，できればテキストとして発刊してはどうかと考えて，東洋学術出版社の山本勝曠社長に相談したところ実施しようということになった。

　ところで，本書に収録された症候は中国で一般的な愁訴を中心にまとめられたものであり，必ずしも日本の現状とはそぐわない面も多々ある。そこで，なるべく日本の現状に即した形で取捨選択させていただいた。したがって，原書と比較するときに若干の欠落があることをお断りしたい。

　訳については，できるだけ理解しやすいように配慮したつもりであるが，中医学の用語についてはすべてを訳すことはしていない。しかし，わかりにくいであろう用語については，注釈を巻末に付して便宜を図った。

　さらに，治療法や配穴等，実際の臨床経験をもとにして，独断と偏見になるかも知れないが，訳者の解説を加えたので参考にしていただければ幸いである。

　今や世界的に注目を集める鍼灸であるが，疼痛や運動器疾患が最適応というのではなく，あらゆる愁訴や疾患，また，治未病といった観点から今後ますますその真価が問われることになると思われる。そのときに求められるのは，圧痛点に対して鍼や灸治療を施す方法ではなく，心と身体を含む全身（人間全体）を東洋医学的な観点から捉え調整するという東洋医学本来の鍼灸治療のはずである。

　本書は，そういった素晴らしい世界に導くための導入書として役立てていただければ望外の幸せである。手技の問題や弁証の荒さ，弁病と弁証の混在など，改善すべき問題が多いことは事実である。しかし，中医学，なかでも最も特徴的な臓腑弁証の初歩の仕組みを学ぶには絶好の書と信じている。

　諸賢のご批判を乞いたい。

平成18年4月
明治鍼灸大学東洋医学基礎教室
教授　篠原　昭二

凡　例

・本書は，朱江・劉雲提・宋琦　編『実用針灸治療表解』（中医古籍出版社1994年刊）を底本として翻訳したものである。なお，監訳者により日本の現状にそぐわないと判断された一部の病症は，本書では割愛されている。

・各項目では，針灸が適応する病症ごとに，弁証論治の針の進め方をチャート形式で紹介している。各チャートは，病因病機・弁証・主症・兼症・舌脈診・治則・配穴・施術方法の順に並んでいる。

・各項目の最初に，病症名とその病症について概説している。概説文中の 参考 印は，その項目の治療過程を参考にして治療できる疾患・病症を指す。

・各項目の最後に「訳者解説」が付されている。これは，監訳者の臨床経験にもとづく治療法や配穴等の参考意見である。この部分は原書にはないが，日本の臨床に即すよう補足された説明であり，参考にしていただきたい。

・文中の〔　〕で囲んだ部分および＊印は訳者注である。＊印は，巻末に訳注一覧として五十音順にまとめて表記している。

目　次

序 …………………………………………………………………… i
凡例 ………………………………………………………………… iii

Ⅰ. 内科

1　感冒 ……………………… 2
2　咳嗽 ……………………… 4
3　哮喘（喘息発作）………… 6
4　肺癆（肺結核）…………… 8
5　瘰癧（頸部リンパ節腫脹）… 9
6　胃痛（心窩部痛）………… 10
7　嘔吐 ……………………… 12
8　吃逆（しゃっくり）……… 14
9　噎膈（嚥下障害）………… 16
10　腹痛 ……………………… 18
11　泄瀉（下痢）……………… 20
12　痢疾（膿血性下痢）……… 22
13　便秘 ……………………… 24
14　脱肛 ……………………… 26
15　黄疸 ……………………… 27
16　脇痛 ……………………… 28
17　鼓脹（腹部膨隆）………… 30
18　頭痛 ……………………… 32
19　眩暈（めまい）…………… 34
20　胸痹（胸のつかえと痛み）… 35
21　不眠 ……………………… 36
22　驚悸（動悸）……………… 38
23　鬱証（情緒不安定）……… 40
24　面癱（顔面神経麻痺）…… 42
25　顔面痛 …………………… 43
26　中風（脳血管障害）……… 44
27　消渇（糖尿病）…………… 46
28　痿証（筋に力が入らない）… 48
29　痹証（リウマチ性関節炎）… 50
30　水腫（浮腫）……………… 52
31　淋証（排尿異常）………… 54
32　癃閉（小便が出にくい）… 56
33　遺精（夢精）……………… 57
34　陽萎（勃起不全）………… 58
35　落枕（寝違え）…………… 59
36　漏肩風（五十肩）………… 60
37　捻挫 ……………………… 61
38　腰痛 ……………………… 62

Ⅱ. 外科

1　乳癰（乳房の腫れと痛み）… 66
2　乳癖（乳房の腫瘤）……… 67
3　瘿気（甲状腺の炎症）…… 68
4　腸癰（虫垂炎）…………… 69
5　痔瘡 ……………………… 70
6　疔瘡（できもの）………… 71

目次

    7 纏腰火丹（帯状疱疹）…… 72
    8 湿疹 …………………… 74
    9 風疹（じんましん）…… 75
    10 牛皮癬（皮膚の肥厚）…… 76

    11 斑禿（円形脱毛）………… 77
    12 脱疽（壊疽）……………… 78
    13 扁平疣贅（いぼ）………… 80

Ⅲ. 婦人科

    1 希発月経（月経周期の延長） 82
    2 頻発月経（月経周期の短縮） 84
    3 月経不順（月経周期の不定） 85
    4 崩漏（不正性器出血）…… 86
    5 月経痛 ………………… 88
    6 無月経 ………………… 90
    7 更年期障害 …………… 92
    8 帯下の異常（おりもの）… 94

    9 陰痒（陰部の瘙痒）……… 96
    10 陰挺（子宮下垂）………… 97
    11 不孕（不妊）……………… 98
    12 妊娠悪阻（妊娠嘔吐）…… 100
    13 産後腹痛 ………………… 102
    14 産後血暈（産後のめまい）… 103
    15 欠乳（乳汁分泌不全）…… 104

Ⅳ. 小児科

    1 疳積（小児の栄養失調）…… 106
    2 小児泄瀉（小児の下痢）…… 107

    3 小児遺尿（夜尿症）……… 108

Ⅴ. 五官科

    1 目赤腫痛（目の充血・腫れ・痛み）
        ………………………… 110
    2 麦粒腫（ものもらい）…… 111
    3 迎風流涙（風に当たると涙が出る）
        ………………………… 112
    4 近視 …………………… 113
    5 斜視 …………………… 114

    6 色覚異常 ………………… 115
    7 耳鳴・耳聾 ……………… 116
    8 眼瞼下垂 ………………… 118
    9 鼻淵（蓄膿症）…………… 119
    10 鼻衄（鼻出血）…………… 120
    11 咽喉腫痛（のどの腫れ・痛み） 121
    12 歯痛 ……………………… 122

    付録 1　針灸穴位作用分類 …………………………………… 123
    付録 2　針灸穴位主治分類 …………………………………… 129
    付録 3　本書の施術法の紹介 ………………………………… 145
    訳注一覧 ………………………………………………………… 148

I. 内 科

① 感冒（かんぼう）

かぜ・重いかぜ・流行性感冒
感冒はよくみられる外感病で、秋冬に発病することが多い。主症は悪寒・発熱・頭痛・鼻閉・鼻汁・咳嗽である。

病機

衛気が虚弱となったところに、風邪を感受して発病する。秋冬には風寒を感受することが多く、春夏には風熱が多く、長夏には暑湿を伴うことが多い。肺は呼吸を主り、皮毛に合し、鼻に開竅する。風邪が口や鼻から入るため、肺や衛気に関係した一連の症状を呈する。

寒邪が表を侵す〔束縛する〕ため、肺気が宣発*できない状態。	熱邪が肺を犯したため、肺の粛降*機能が失調した状態。	暑湿の邪気が表を傷り、清陽*を阻害した状態。	もともと体質が虚弱で、体表の衛気の機能が強くない状態。	陰虚で血が少ないため汗をかけず、解表できない状態。

弁証: 風寒 / 風熱 / 暑湿 / 気虚 / 血虚

	風寒	風熱	暑湿	気虚	血虚
主症	悪寒*が重く発熱は軽い・無汗・頭痛・鼻閉・声が低く濁っている	発熱が重く悪寒は軽い・のどの腫れと痛み・口渇	頭痛・身熱不揚*・関節がだるく痛む・胸悶*・腹が痞える	繰り返しかぜを引く・悪寒・発熱・痰を喀出する力が弱い	熱感・わずかに悪風*や悪寒・汗は少ない・から咳で痰は少ない
兼症	水様性鼻汁・くしゃみ・咳・痰はうすく水っぽい・口は渇かない	咳嗽・頭痛・痰は黄色く濃い・目が赤い・黄色い鼻汁	汗が少ない・痰は粘稠・ひどくなると腹が脹り下痢・口が粘つき渇かない・熱い飲みものを好む	手足がだるい・息切れ・話すのがおっくう	顔に艶がない・唇や爪の色が淡い・頭暈*・心悸*
舌脈	舌診：薄苔 脈診：浮緊	舌診：薄黄苔 脈診：浮数	舌診：厚膩苔あるいは黄膩苔 脈診：緩あるいは浮数	舌診：胖大・歯痕 脈診：浮無力	舌診：淡舌・白苔 脈診：細

I．内科

治則	祛風散寒宣肺解表	疏散風熱清粛肺気	清暑祛湿解表和裏	補気解表	養血解表
配穴	列缺・迎香・合谷・風池・風門	魚際・尺沢・曲池・内庭・大椎・外関	孔最・合谷・中脘・足三里・四瀆	列缺・風門・足三里・肺兪	尺沢・魚際・肺兪・血海・足三里
施術法	瀉法・灸法	瀉法・瀉血	瀉法・灸法	補法・灸法	補法
耳穴	肺・気管・内鼻・耳尖・脾・胃					
皮膚針*	後頸・背部の督脈や膀胱経の走行部位。出血後抜罐					

訳者解説

①自汗・脈浮緩の場合は表虚証（桂枝湯証）であり，太淵・合谷・三陰交の切皮程度の補法でもよい。

②カゼを引いて下痢をすることがあるが，「今年のインフルエンザは腸にくる」などといわれる。これは湿が脾を傷って起こる症状である。

③肩甲間部が軟弱になり，発汗しやすいことから，虚寒証の場合はこの部位への灸治療も効果的である。

④初期の感冒は針灸治療で功を奏する場合が多いが，必ず寒熱虚実を弁別することが大事である。

⑤もともと頭痛・頸部痛・身体痛・関節痛を有する患者が外邪を感受すると症状の増悪をみる場合があり，鑑別が必要である。安易な局所治療により，誤治しないよう注意する必要がある。

❷ 咳嗽(がいそう)

咳嗽は肺系〔呼吸器〕疾患における主要症状の1つであり，痰を伴わない咳〔から咳〕を「咳」〔有声無痰〕といい，咳の間に痰を喀出することを「嗽」〔無声有痰〕という。

急性は外感に，慢性は内傷に属する。外感病による咳嗽の治療を誤ると慢性咳嗽に移行する。内傷病による咳嗽であるところにさらに外邪を感受すると急性発作が起こる。慢性咳嗽が長期間継続するか，あるいは年老いて身体が衰弱したことにより，臓気がひどく損なわれると喘息を併発する。

参考　急・慢性気管支炎，気管支拡張症，上気道感染症

	外感		内傷	
病機	多くは気候の異常あるいは突然の変化により，体表の衛気の機能が弱くなり，風寒・風熱の邪が虚に乗じて肺や衛気を侵襲し，肺の宣発*・粛降*機能を損なう。これらの多くは実証に属する。		咳嗽の発作が反復して起こったため，肺気を傷つけると，肺虚が脾に及び，脾虚から湿を生じる。また，湿が盛んになると痰となって上焦の肺を犯し，肺気の粛降機能が失調する。あるいは情志*が原因で肝の条達*を損なったため，気鬱化火*して肺に上逆し肺が灼かれる。	
	風寒の邪気が肺を襲い，肺気の宣発機能が失調した状態	風熱の邪気が肺を犯し，肺の粛降機能が失調した状態	脾の運化*機能が失調し，湿痰が肺を侵した状態	本来は金克木という相克関係にあるが，肝鬱〔ストレス〕が強く化火したため，逆に肺金を傷害した状態
弁証	風寒	風熱	湿痰	肝火犯肺
主症	咳嗽に力がある・呼吸が速くのどが痒い・痰はうすくて白い	咳嗽が激しい・呼吸が粗く声がかすれる・のどが痛い・口渇・痰が切れにくい・痰は黄色く粘る	のどが痒いため咳が出る・咳の音が重く濁る・痰が多く粘って濃い・痰は白か灰色・朝食後にひどくなり繰り返し発作を起こす	咳嗽の急性発作・痰は少なく粘質・気逆のために咳が出る・咳をするときに胸肋部が痛む

Ⅰ. 内科

兼症	悪寒・発熱・無汗・頭痛・四肢がだるい・鼻閉・水様性鼻汁	頭痛・身熱・口渇・悪風・汗が出る	胸悶*・脘痞*・倦怠感・食欲不振	顔が赤い・口が苦い・咽喉が乾いて痒い
舌脈	舌診：薄白苔 脈診：浮緊	舌診：薄黄苔 脈診：数	舌診：白膩苔 脈診：渋あるいは滑	舌診：紅舌・薄黄苔 脈診：弦数
治則	解表散寒 宣肺止咳	疏風清熱 粛肺止咳	健脾化痰 理肺止咳	瀉肝清肺止咳
配穴	列缺・合谷・肺兪・風門	尺沢・曲池・肺兪・大椎	肺兪・脾兪・太淵・豊隆・太白	肺兪・肝兪・魚際・行間
施術法	瀉法・灸法	瀉法・瀉血	補瀉兼施	瀉法
耳穴	肺・気管・神門・肝・脾			
灸法	天灸：肺兪・脾兪・肝兪（ハンミョウ粉を用いる）			

訳者解説

①概念のうえでは咳嗽を「咳」と「嗽」に分けているが，臨床では区別せずに「咳嗽」として治療する。

②脾気の失調から湿痰が肺に影響して，咳嗽の生じることがあるが，飲食の不摂生とストレスなどによる気虚から起こることが多い。脾気を高めるために公孫・足三里を追加してもよい。

③怒りやイライラなど激しく感情を害した後でひどい咳嗽・喘息を来すことがある。肝鬱をとることが重要。

④呼吸困難を伴うのは，腎陽不足から起こることが多く，腎陽を補うことが必要。詳細は「❸哮喘」（6頁）を参照。

⑤天灸は，皮膚に刺激の強い薬物を塗る。天灸をして局所を充血させる，あるいは発疹させる。なお，薬物としてハンミョウ粉（斑猫粉，カンタリス）や唐辛子，大蒜（にんにく）のすりつぶしたものなどを用いる。

③ 哮喘（こうぜん）

別名：吼病・塩哮・糖哮・魚蝦哮・寒哮・熱哮

「哮」は痰の音が聞こえることで呼吸困難を伴い，「喘」は呼吸困難のみを指す。喘息発作に相当する。基本的な病因は痰飲が体内に潜んでいることであり，伏飲という。伏飲のある人が気候の変化に適応できなかったり，飲食が不摂生であったり，あるいは七情の働きの失調や過度の疲労があったりすると発作が起こる。

参考 気管支喘息

病機

風寒・風熱を感受したり，花粉・ほこり・変な臭いを吸入したりして，肺の宣発*・粛降*機能が失調すると，津液が集まり固まって痰飲となる。あるいは飲食の不摂生で，生もの・冷たいもの・魚類・甘いもの・脂っこいものなどを暴飲暴食したため脾の運化*機能が失調し，痰濁が体内より生じて肺を犯し，肺気の機能を阻害する。これらの原因から気道の働きが順調でなくなり発症する。ほかにも情緒の過度の興奮・過度の疲労が哮喘の発作を引き起こす。

寒飲が肺に潜み，気道の気の運行を阻害した状態	熱飲が肺に潜み，肺の粛降機能が失調した状態	肺気が虚弱となり，機能が失調した状態	中気*が不足したため，肺気が虚弱な状態	納気*機能が失調し，肺気が上逆した状態	心気が虚弱で，心陽の機能が振るわない状態

弁証

実証	虚証

風寒	風熱	肺虚	脾虚	腎虚	心陽虚

主症

呼吸困難・のどの中から痰の音が聞こえる・痰はうすくて白く泡を伴う・寒さを受けると発作が起こる	咳や喘の呼吸が粗い・痰は黄色で濃い・喀痰がすっきりしない・咳をすると胸が痛む	呼吸困難・息切れ・元気がなく声が低い	痰が多い・呼吸が困難で力ない	動くと喘息がひどい・呼気が多く吸気が少ない	呼吸困難・心悸*

I. 内科

兼症	悪寒*・発熱・頭痛・身体の痛み・無汗	顔が赤い・発熱・自汗*・口渇・煩躁*	顔色が暗く白い・自汗・悪風*・倦怠感	顔に艶がない・少食・脘痞*・倦怠感・軟便	顔色が黒い・頭暈*・耳鳴り・腰がだるく足が冷たい	多汗・神昏*・口唇が青紫色・四肢に温みが欠ける
舌脈	舌診:白滑苔 脈診:浮緊	舌診:白苔 脈診:浮洪あるいは滑数	舌診:淡紅舌 脈診:細数	舌診:胖嫩・厚膩苔 脈診:軟緩	舌診:淡舌 脈診:沈細無力	舌診:紫点 脈診:無力で不整脈
治則	宣肺散寒化痰平喘	宣肺清熱化痰平喘	健脾補肺化痰平喘		補腎納気平喘	強心防止脱症平喘
配穴	列缺・風門・肺兪・定喘	合谷・大椎・膻中・豊隆	定喘・膏肓・太淵・脾兪・足三里		定喘・膏肓・肺兪・太淵・腎兪・太谿	定喘・気海・関元・命門・内関・神門
施術法	瀉法 抜罐	瀉法	補法			
耳穴	対珠尖*・腎上腺・肺・気管・皮質下・交感					
灸法	生姜灸:肺兪・膏肓・脾兪・腎兪(三伏灸*)					

訳者解説

①本症では虚実を鑑別することが重要で,虚実夾雑も多いため,治療する際は標本・緩急を考慮する。

②慢性的な肺気虚や慢性の肺疾患を有する高齢者では治りにくい。魄戸・膏肓などの灸治療を併用するとよい。

④ 肺癆(はいろう)

別名：骨蒸・癆瘵(ろうさい)
肺癆は慢性伝染病の一種で，咳嗽・潮熱・盗汗および身体が徐々に痩せ衰えていくのが主な症状である。陰虚に多く現れる。

参考 肺結核

病機
肺癆は，癆虫(ろうちゅう)＊の肺臓への侵入と，内傷による虚弱・陰精の損耗によって起こるとされている。主な病機は陰虚肺燥である。重症のときは肺腎同病が心肝に影響を及ぼし，陰虚火旺を引き起こす。もしくは肺脾同病によって気陰両傷という状態になる。慢性化すると肺・脾・腎の三臓が互いに虚となり，陰の損耗が陽に及ぶと，陰陽両虚となる。

初期
咳が少し出る・疲労感・食欲減退・体重減少・痰にときどき少量の血液が混じる
舌診：紅舌・薄苔，脈診：細数

後期
咳嗽がひどくなり「から咳」で痰が少ない，あるいは痰が多い。痰は黄色か白色・口唇と両頬が赤い・午後潮熱(ちょうねつ)＊・口渇で多飲・喀血の量が多くなる・盗汗＊・不眠・胸悶(きょうもん)＊・胸痛・男性は遺精(いせい)＊・女性は無月経
舌診：絳舌・苔が少ない，脈診：細数

重症
大量に喀血・声がかすれる・肩を持ち上げるほどの喘息・口唇や舌は紫または赤味がかった黒色・重度の羸痩(るいそう)。あるいは下肢の浮腫・食欲不振・軟便。ひどいときは心悸(しんき)＊・呼吸微弱・四肢は冷たく汗が出る。
脈診：細数・無力

治則　補虚抗癆

配穴　太淵・肺兪・膏肓・足三里・三陰交・太谿

施術法　補法

耳穴　肺・脾・腎・内分泌・神門

訳者解説

然谷や照海など，腎経上に強い反応が現れることが多い。経絡・経穴の反応をていねいに取ることも有用である。

I．内科

❺ 瘰癧（るいれき）

瘰癧は項頸部および耳の前後に好発し、また顎の下・鎖骨上窩・胸・腋下に及ぶこともある。結節が累々と数珠状に続くので瘰癧という。

参考 結核性頸部リンパ節炎

病機：精神的な抑うつから肝鬱化火となると，肝火により液が練られて痰となって経絡を阻害する。慢性化すると腎水が消耗して肝火がさらに上亢するため，痰と火が結びついて結核結節を形成し，徐々に血瘀になり肉が腐ってただれる。

弁証：肝鬱気滞 ／ 腎陰不足 ／ 兼感風熱

主症：初期に1粒から数粒が発症し，皮膚の色は変化なく硬いが動かすことはでき，熱も痛みもない。慢性化すると数も増し癒着して数珠状になり，これを押しても動かず，わずかに痛みがある。結塊が潰れるとき皮膚は暗赤色になって疼痛がひどくなり，潰れた後の膿はうすく腐ったような物質を含む。

弁証	肝鬱気滞	腎陰不足	兼感風熱
兼症	精神的な抑うつ・胸肋の脹痛・脘痞*・食欲不振	結塊が潰れてから長期間治らない・骨蒸潮熱*・精神的疲労・盗汗*・虚煩不寝*	外邪を受けたことによる発熱・頭痛・身体の痛みを併発
舌脈	舌診：薄苔　脈診：弦	舌診：紅舌・苔が少ない　脈診：細数	舌診：薄黄苔　脈診：浮数
治則	疏肝理気	滋補腎陰	疏風清熱
配穴	章門・天井・内関・足三里・足臨泣	天井・少海・頸百労*・腎兪・脾兪・膏肓	曲池・支溝・章門・陶道
施術法	瀉法	補法	瀉法

火針*：瘰癧の結塊が潰れていないもの

訳者解説

結核については，病院・医院で精査する必要がある。

⑥ 胃痛（いつう）

胃脘痛・心窩部痛
胃痛の部位が心窩に近い上腹部で，古称は「心痛」であるが真心痛*とは明確な区別がある。

参考 急・慢性胃炎，胃あるいは十二指腸潰瘍，胃神経症

病機	体表で寒邪を感受したうえに，生ものや冷たいものを過食すると，寒は収引*を主るため，胃の和降機能が失調する。	辛いもの・甘いもの・脂っこいものを偏食したため，湿熱が体内に鬱滞し，胃の和降機能が失調する。	憂・思・怒の感情が過度になったため気鬱になると，肝を傷つけ肝の疏泄*機能が失調し，横逆して胃を犯す。	気機が阻滞し，長期化すると血瘀を引き起こし，絡脈が傷つけられる。	食べなかったり，食べすぎたりを繰り返す不摂生や，過度の疲労のため，脾陽が不足すると，中焦が虚寒状態になる。	胃痛が慢性化して，鬱滞した熱が陰を傷つけると，胃が濡潤・栄養されなくなる。
弁証	実証				虚証	
	寒邪犯胃	湿熱内鬱	肝気犯胃	気滞血瘀	脾胃虚寒	胃陰不足
主症	心窩部に疼痛が発作的に起こる・冷やすことを嫌い温めることを好み温めると痛みが和らぐ	胃痛・腹が脹る・膨満感・吐いた後に痛みが和らぐ	心窩部から脇に連なる脹痛・情志*が要因となって疼痛発作が起こる	胃痛の場所は固定していて移動しない・痛みは針を刺すよう	シクシクとした胃痛・温めることや手を当てることを好む	胃痛に灼熱感を伴う
兼症	口渇はない・味覚は正常・熱い飲みものを好む	噯腐*・呑酸*	噯気*が頻繁・大便がスムーズに出ない	ひどいときは吐血がコーヒー色・便血がタール状	透明な水を吐く・食欲不振・軟便・精神的疲労・倦怠感	口やのどの渇き・大便が乾燥して固い

I．内科

舌脈	舌診：白苔 脈診：弦緊	舌診：厚膩苔 脈診：滑	舌診：薄白苔 脈診：弦	舌診：紫点あるいは瘀斑 脈診：細渋	舌診：淡舌 脈診：弱	舌診：紅舌・苔が少ない，あるいは裂紋
治則	温中散寒	解鬱泄熱	疏肝理気	理気化瘀	補脾温中	益胃養陰
配穴	中脘・足三里・内関・公孫・梁丘・太衝・血海・膈兪					脾兪・胃兪・中脘・章門・足三里・内関・三陰交・内庭	
施術法	瀉法・寒証には灸法を用いる					補法・虚寒証には灸法を用いる	
耳穴	胃・脾・肝・交感・神門・皮質下					
抜罐	腹部・背部穴					

訳者解説

①寒邪によるもの，辛いものや脂っこいものの食べすぎによるもの，ストレスによる肝胃不和が比較的多い。問診をしっかり行う必要がある。

②吐血・下血・貧血などを伴う場合，徐々に痛みが強くなる場合，激しい嘔吐・下痢を伴う場合などは，医師の診察を勧めるべきである。

③胃痛を主訴として針灸治療を受診することは少なく，膝痛・股関節痛・背部痛を主訴として来院した患者に問診してはじめて，胃痛を申告することが多い。多くの患者は内科で治療すべきものと思いこんでいることが意外に多い。

④胃兪に強い反応のみられることが多い。逆に，胃兪の表面が軟弱で深部に波板状の硬結・圧痛のみられる場合は，慢性的な胃疾患にみられることが多い。

❼ 嘔吐(おうと)

嘔吐は口から胃内の食べものを吐くことで，胃に障害があれば，嘔吐が発生する。吐くときに音があって吐物がないのを「嘔」といい，吐物があって音がないのを「吐」という。

参考 慢性胃炎・胃拡張・噴門痙攣・胃神経症によって引き起こされる嘔吐

病機　邪気が胃を犯す，あるいは胃が虚して和降(わこう)機能が失調すると，胃気が上逆して嘔吐する。

	傷食	痰飲	肝鬱	外感
(病因)	生ものや冷たいもの，脂っこいものや甘いもの，不潔な食べものを飲食することにより，胃を傷つけると，脾気が滞って食積*を生じ，消化できない。	もともと脾が弱く，運化(うんか)*機能が失調すると，津液を散布できず，痰液が醸成(じょうせい)され，中焦に蓄積する。	怒りすぎることで肝を傷つけ，憂慮しすぎることで脾を傷つけたために，肝の条達(じょうたつ)*機能が失調し，横逆(おうぎゃく)*して胃を犯す。	風・寒・暑・湿・穢濁(わいだく)*の邪気が胃腑を侵犯する。
主証	酸っぱいものや腐ったような臭いのものを嘔吐・食事をすると悪化・吐くとスッキリする	吐瀉物の多くは透明な痰涎	酸っぱいものを嘔吐・精神的ストレスによって誘発あるいは悪化	突然の嘔吐
兼証	上腹部の膨脹や膨満感・噯気*・ひどい食欲不振・大便が臭い・下痢あるいは便秘	脘悶(かんもん)*・食欲不振・頭暈(とううん)*・目眩(もくげん)*・心悸(しんき)*・腹鳴	噯気が頻回・腹部や肋骨部に張った痛みがあるが痛む部位は一定しない	悪寒(おかん)*・発熱・頭や身体の疼痛
舌脈	舌診：厚膩苔 脈診：滑実	舌診：淡舌・白苔 脈診：	舌診：薄白苔 脈診：弦	舌診：白苔 脈診：浮

I. 内科

治則	化食導滞 降逆止吐	蠲飲化痰(けん) 降逆止吐	疏肝和胃 降逆止吐	解表和中 降逆止吐
配穴	中脘・璇璣・足三里・裏内庭	章門・公孫・中脘・豊隆・足三里	上脘・内関・太衝・梁丘・神門	大椎・外関・合谷・内庭・中脘
施術法	瀉法	瀉法 あるいは灸法	瀉法	瀉法・灸法
耳穴	胃・肝・交感・皮質下・神門・枕			

訳者解説

①時間を追って徐々に嘔吐が強くなる場合は注意が必要。
②内関の刺激は，乗りもの酔いやつわりによる嘔気を抑制することが知られている。
③不容や膈兪・足三里にも反応が出やすい。

⑧ 吃逆（きつぎゃく）

しゃっくり・噦

吃逆は胃気の急激な上逆によって起こる。のどで連発し，その音は短く頻回であり，自制できない。単独で発生するものの多くは，症状が軽く自然に治癒する。急性病あるいは慢性病に続発して起こるものは，症状が重く長期に及び治りにくい。

参考 横隔膜痙攣

病機	胃気が上逆して横膈膜を刺激し，しゃっくりが起こる。				
	飲食の不摂生で，生ものや冷たいものを過食。	飲食の不摂生で，辛いものを過食。	精神的な抑うつや怒りで，肝気が火に変化して上逆する。	慢性病のため，痰濁が中焦を阻む。	熱病により胃が濡養を失う。
弁証	胃寒	胃火	肝気上逆	脾胃陽虚	胃陰虚
主症	しゃっくりの音が低くゆっくり・温めると軽減・心窩部の冷感・膨脹感	しゃっくりの音が大きくよく響く・激しく上逆して出る・冷たい飲みものを好む	しゃっくりが連続する・情志*が抑うつされると誘発され悪化する	しゃっくりの音が低くて弱く続けて出ない	しゃっくりの音が速く続けて出ない
兼症	口渇なし・味覚は正常・食欲不振・小便は透明で量が多い・大便溏薄*	口臭・煩渇*・顔色が赤い・大便秘結・小便が少なく濃い	噯気*・胸悶*・心窩部の痞え感・膨満感	顔色が青白い・手足が温かくない・食欲不振・倦怠感・食後腹脹・痰や涎を吐く	口渇・舌の乾燥・煩渇・羸痩・頬部が赤い
舌脈	舌診：白潤苔 脈診：遅緩	舌診：黄苔 脈診：滑数	舌診：薄白苔 脈診：弦	舌診：胖大・淡舌 脈診：細あるいは濡	舌診：絳舌・苔が少ない 脈診：細数

I. 内科

治則	温中和胃降逆	清熱和胃降逆	疏肝和胃降逆	益気和胃降逆	滋陰和胃降逆
配穴	中脘・内関・足三里・膈兪				
	梁門	陰谷	太衝	気海	太谿
施術法	瀉法・灸法	瀉法	瀉法	補法・灸法	補法
耳針	耳中・交感・胃・肝・脾				
皮膚針*	膈兪・出血後抜罐				

訳者解説

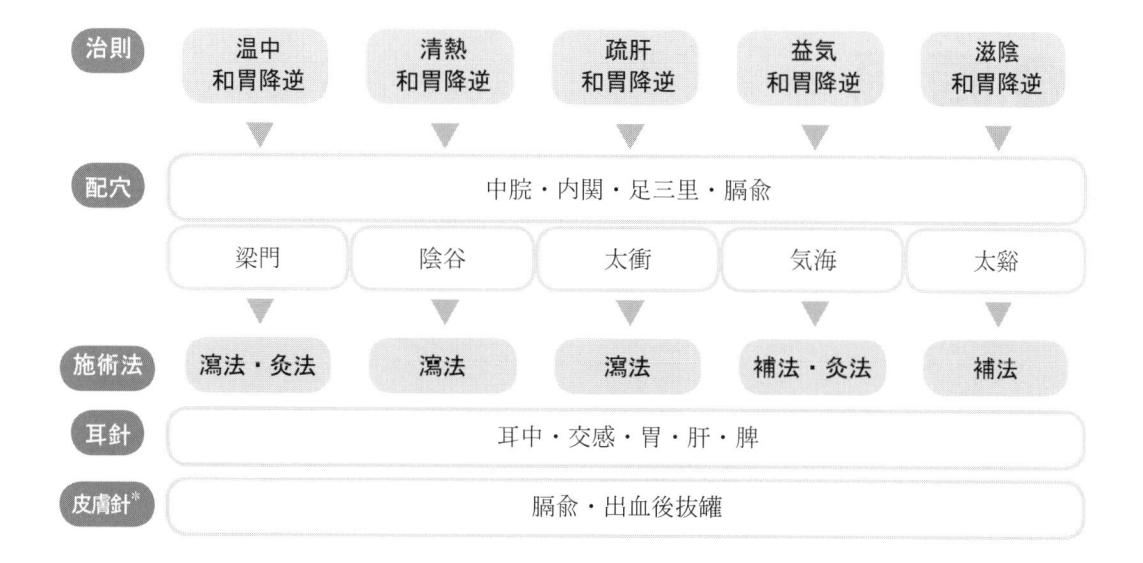

①季肋部（特に不容付近）や膈兪から胃倉付近に反応が出やすい。

②手術後の難治性吃逆に対して，足三里・内関・缺盆（浅刺）などもよい。

③足三里は合穴であり，「気逆」を止める効果が期待される。注意深く触診して，反応の強いツボを探索する必要がある。また，下方に向けて，ひびき（針響）が放散すると効果的である。

❾ 噎膈(いっかく)

嚥下障害
「噎(いつ)」は食べものを飲み込むとのどに詰まる感じがすることである。「膈」は胸隔で食べものが痞えて下に通らない，あるいは食べても，痞えてすぐに吐くことを指す。「噎」は単独で出現し，加えて「膈」の前駆症状となるために，往々にして「膈」と併称される。なお，のどの梗塞感がある梅核気(ばいかくき)とは異なる。

参考 食道炎・噴門痙攣による嚥下困難

病因
憂慮・思慮により脾を傷つけたため気が結ぼれると，津液が散布せず，聚まって痰となる。あるいは精神的な抑うつにより肝を傷つけたため，気が鬱すると，血の運行がスムーズでなくなり，停滞して瘀となる。あるいは酒や食事で傷ついたため，湿の内生を促進して熱が発生すると，徐々に津液が損なわれ，血が乾燥する。

病機
軽症の多くは肝と脾の気が結ぼれたため，痰と気が交錯して阻害する。あるいは胃の津液の虚損のため，食道が通りにくくなり食べものの嚥下が順調でなくなる。重症は痰瘀が互いに結びついて胃気を阻害する。あるいは胃の津液が虚損して腎陰に影響が及び，これが長期間続くと陰の虚損から陽までが衰える。陽が上で尽きると水穀が入らず，陰が下で尽きると二便〔大便と小便〕が通じなくなる。この状態を関格(かんかく)と呼び，陰陽離決の証である。

▼

初期
嚥下困難，特に固体の食べものが詰まって飲み込めず，食べるとすぐ吐き，痰涎・吃逆・噯気(あいき)*を伴う。
舌診：薄白苔あるいは膩苔
脈診：弦緩

重症
のどの詰まりが徐々に悪化し，流動食は入るが嚥下は困難であり，食べものが入るとむせて豆乳様の痰涎を吐く。胸痛・羸瘦(るいそう)・顔貌は憔悴(しょうすい)。
舌診：乾燥舌・老舌・舌尖紅・剝苔
脈診：細渋

津液枯渇
飲食が極めて少なく津液が枯渇するため，大便の量が少なく便秘になり，小便は少なく黄色
舌診：深絳舌・無苔で光が反射して見える(鏡面舌)・あるいは紫味を帯びる
脈診：細数

陰渇陽微
長期にわたり飲食がのどを通らない・顔色が暗く白い・精神的疲労・身体が寒い・息切れ・顔面や足部の浮腫・腹脹
脈診：微

▼

I. 内科

治則	寛胸利膈
配穴	天突・膻中・足三里・内関・上脘・膈兪
施術法	補法・灸法
耳穴	食道・胃・耳中・神門

訳者解説

症状が慢性的に持続する場合は，必ず医師の診察を勧めるべきである。

⑩ 腹痛（ふくつう）

腹痛とは腹部疼痛を指し，この症状は多種の臓腑の疾病に伴って発症する。

参考 急慢性腸炎・腸痙攣・腸神経症

	寒邪内積	飲食内傷	肝鬱気滞	臓腑の陽虚
病機	生ものや冷たいものを過食したため腹が寒邪を受けると，寒邪の性質には収引*があるため寒邪が凝滞して気滞になり，通じなくなるので痛む。	暴飲暴食や味の濃いもの・辛いものの過食，不潔なものの摂食により食積*となったうえに，熱性病証に変化して腸に停滞したため，腑気の通降が円滑でなくなる。	精神的抑うつから，肝気が鬱結すると肝の条達*機能が失調する。	脾腎が陽虚のため運化*機能が失調すると，水穀の精微を得ることができなくなる。命門の火が衰えると，臓腑・経脈が温められなくなる。
主症	痛みの勢いは急迫・腹部は温めるのを好み冷えを恐れる・大便溏薄*・腹鳴・寒邪の凝滞作用により気滞となり便秘になる・腹が脹って手で按じられるのを嫌う	上腹部の膨脹感・膨満感・痛むところに手を当てられるのを嫌う・痛むと排便したくなり排便後痛みが軽減・食積が熱性病証に変化すると排便後もすっきりしない	腹痛が脇まで連なり痛む場所は一定しない・精神的な要素が誘因となる	腹がシクシク痛む・発作時は腹を手で按じられるのを好む・大便溏薄
兼症	口渇はない・味覚は正常・小便は透明	食べものや食べものの臭いを嫌う・噯腐*・呑酸*	噯気が頻回・怒りっぽい・口が苦い	顔は艶が少ない・精神的な疲労・息切れ・寒さを嫌う・腰や膝がだるく重い

舌脈	舌診：白膩苔 脈診：沈緊	舌診：膩苔 脈診：滑 熱性病証に変化すると口渇・黄膩苔・滑数脈	舌診：薄白苔 脈診：弦	舌診：淡舌・胖大・歯痕・白苔 脈診：沈細遅
治則	散寒理気止痛	消食導滞止痛	疏肝理気止痛	補脾温腎止痛
配穴	中脘・足三里・大横・公孫・合谷	下脘・天枢・足三里・裏内庭	膻中・内関・太衝・足三里	脾兪・胃兪・章門・気海・関元・足三里
施術法	瀉法・灸法 あるいは抜罐	瀉法	瀉法	灸法
耳穴	脾・腹・大腸・小腸・胃・神門・交感			

訳者解説

下血を伴う場合があるので，貧血・排便の状態をよく確認する必要がある。

⑪ 泄瀉（せっしゃ）

別名：腹瀉

泄瀉の主症状は，排便回数の増加，大便の軟化，ひどいときは大便が水のようである。大便が軟らかく勢いが緩やかなものを「泄（せつ）」，大便が水のようにうすく勢いが急なものを「瀉（しゃ）」という。夏と秋に多くみられる。

参考 急・慢性腸炎，腸結核，腸機能失調，結腸過敏

病機

急性	慢性
生ものや冷たいもの，不潔なものを飲食したうえに，寒・湿・暑・熱の邪気を感受すると，食滞と外邪が胃腸の機能を妨げるため運化*・受盛*・伝導の機能が失調し，水穀が混ざったままになり清濁を分けられない。	水がかえって湿邪となり，食物がかえって食滞となり，水湿が蓄積・停滞して腸に氾濫する。

		思慮により脾を傷つけたうえに，脾胃がふだんから虚していると，脾虚のため水穀を消化できず，宿食*が停滞する。	肝気が横逆*して，脾の運化を妨げる。	胃陽の不振から，命門の火が衰えると脾の運化機能が失調し，水穀が不化〔消化不良〕となる。

弁証

寒湿	湿熱	脾虚	肝鬱侮脾	腎虚

主症

発病が急・大便の回数が多い・小便は少ない		大便の回数が少なく経過が長い		
大便は泥状でひどいときは水のよう・腹鳴・腹痛で手を当てられるのを嫌う	大便は泥状黄色で粘液が混じる・肛門の灼熱感	大便溏薄*・便に未消化物が混じる・腹部膨満感・腹鳴	排便がすっきりしない・精神的要素が誘因となる	五更泄*・腹部のシクシクとした脹痛・グルグルという腹鳴・腹瀉は水を注ぐよう

I．内科

兼症	脘悶*・食欲不振・悪寒*・発熱・鼻閉・頭痛・四肢がだるく痛む・ひどいときは腹瀉が頻発・四肢が冷える・沈細脈あるいは沈伏脈	煩熱*・口渇・小便は量が少なく黄色	顔は艶のない黄色・食欲不振・精神的疲労	噯気*・腹痛が脇まで生じる	腰膝酸軟*・寒がる・四肢が冷える・顔色が黒い・羸痩
舌脈	舌診：白膩苔 脈診：濡緩 ひどいときは腹瀉が頻発・四肢が冷える・沈細脈あるいは沈伏脈	舌診：黄膩苔あるいは黄苔で乾燥 脈診：濡数	舌診：薄膩苔 脈診：濡緩	脈診：弦	舌診：淡舌・白苔 脈診：沈細
治則	調腸止泄			健脾疏肝・温腎止泄	
配穴	天枢・陽陵泉・上巨虚			中脘・天枢・足三里・行間・命門	
施術法	瀉法・寒証には灸法を用いる			補法あるいは瀉法・灸法	
耳穴	大腸・小腸・脾・交感・神門				

訳者解説

①急性の場合は寒熱の鑑別に注意する必要がある。

②腹部への刺激は，下痢を止めるのに有用な場合が多い。

⑫ 痢疾（りしつ）

大便膿血・膿血性下痢
痢疾は，腹痛や裏急後重*・膿血便の下痢を主症とする。

参考 急性細菌性赤痢・中毒性細菌性赤痢・アメーバ赤痢

病機

多くは湿熱の外邪や疫毒*の気を受けたうえに，生ものや冷たいものを過食することによって，脾胃と大・小腸を損傷して起こる。
外邪と食滞が交わって大・小腸に停滞したため，大腸の伝導機能が失調し，気血が凝滞して絡脈を破損し，膿血性〔血液は赤色，膿は白色〕の下痢となる。

熱邪が強く，湿邪が弱い状態。	熱毒の邪気が詰まって盛んになり，邪気が心と営分を犯した状態。	熱邪が胃を犯し，胃気が虚弱な状態。	寒湿の外邪を受けた状態。	痢疾が長期間治らず，正気が虚し，邪気が盛んな状態。

弁病	湿熱痢	疫毒痢	噤口痢（きんこうり）	寒湿痢	休息痢
弁証	湿熱	疫毒	急性：胃熱 慢性：脾胃両虚	寒湿	虚実夾雑
主症	腹痛・裏急後重・大便に膿血が混じる・肛門の灼熱感	発病は急激・大便が頻回に出る・膿血が多く大便は少ない・腐臭・激しい腹痛・裏急後重	嘔逆*して食べられない・食べるとすぐ吐く・口臭が生臭い・胸悶懊悩*・膿粘血便	膿便が多く血便は少ない・水様便・腹痛・裏急後重	間欠的な下痢・発作時には大便に膿血が混じる・まれに悪寒*や発熱・裏急後重が起こるが症状は軽い

I. 内科

兼症	初期はわずかに悪風*や悪寒があり続いて発熱・心煩*・口渇・小便は量が少なく色が濃い	壮熱*・口渇・頭痛・煩躁*・ひどいときは神昏*・痙厥*	高熱・神昏・嗜睡*	寒がる・口渇はない・発熱はあるがひどくない・味覚が落ち口が粘る・頭や身体がだるく重い	陽虚 顔の色艶が良くない・大便溏薄*あるいはゼリー状の粘液が混じる・脘痞*・食欲不振	陰虚 粘血便・午後潮熱*・心煩・口渇
舌脈	舌診：黄膩苔 脈：滑数	舌診：深紅舌・黄膩苔 脈：細数	舌診：紅舌・黄膩苔 脈：濡数	舌診：白膩苔 脈：濡緩	舌診：淡舌・白苔 脈：濡緩	舌診：光滑・絳舌 脈：細数
治則	清熱化湿	泄熱解毒	清熱醒胃	散寒化湿	温陽補気	滋陰養血
配穴	合谷・天枢・上巨虚					
	曲池・内庭	大椎・十宣*	中脘・内関・内庭	中脘・気海	脾兪・腎兪	照海・血海
施術法	瀉法	瀉法・瀉血	補瀉ともに施す	瀉法	補法	補法
耳穴	大腸・小腸・直腸・神門					

訳者解説

必ず医師と提携しながら治療を行う必要がある。

⑬ 便秘

便秘とは，大便が硬くて通じない，排便に時間がかかる，あるいは排便困難なものをいう。

参考 単純性便秘（習慣性便秘）

病機	陽盛の体質のうえに，辛いものの過食・野菜不足により陽明に熱が溜まると，津液が損なわれ，腑気が通じなくなる。	抑うつ状態により気機が鬱滞すると，肝の疏泄*が失調するため伝導しなくなる。	病後や産後に気血が回復せず，気虚のため伝導無力となり，また血虚のため腸が潤いを失う。	老いて下焦の陽気が衰えるため温煦*できなくなると，陰寒が凝結して，気化作用が失調し，津液を散布できなくなる。
弁病	熱秘	気秘	虚秘	冷秘
弁証	熱証	気滞	虚証	寒証
主症	大便は乾燥し硬くて通じない・腹部が痞え膨満感がある・押さえると塊があり痛む・屁がよく出る・排便の切れが悪い	便秘であるが乾燥や硬さはひどくない・腹部から両脇に連なる脹痛	腹部に脹痛はない・小腹が不快で便意はあるが力が足りず排便が困難・大便はかすのように軟らかい	排便困難・ひどいときは脱肛・ときどき腹が冷えて痛む
兼症	顔色が赤い・身熱・頭痛・口渇・小便は量が少なく黄色	食欲不振・目眩*・頻回の噯気*	排便後に疲れる・汗が出る・息切れ・顔面の色艶が良くない・心悸*・頭暈*・目がかすむ	顔色が白い・小便は透明で量が多い・四肢の冷え・足腰がだるく力が入らない
舌脈	舌診：黄燥苔 脈診：滑実	舌診：やや紅舌あるいはやや紫舌・薄白苔 脈診：弦	舌診：淡舌	舌診：淡舌・白苔 脈診：沈遅
治則	清熱保津通便	疏肝理気通便	補気養血通便	補腎助陽通便

配穴	合谷・曲池・腹結・上巨虚	中脘・陽陵泉・気海・行間・支溝	脾兪・胃兪・大腸兪・三陰交・足三里・関元	気海・照海・石関・腎兪・関元兪
施術法	瀉法	瀉法	補法	補法・灸法
耳穴	大腸・直腸・交感			

訳者解説

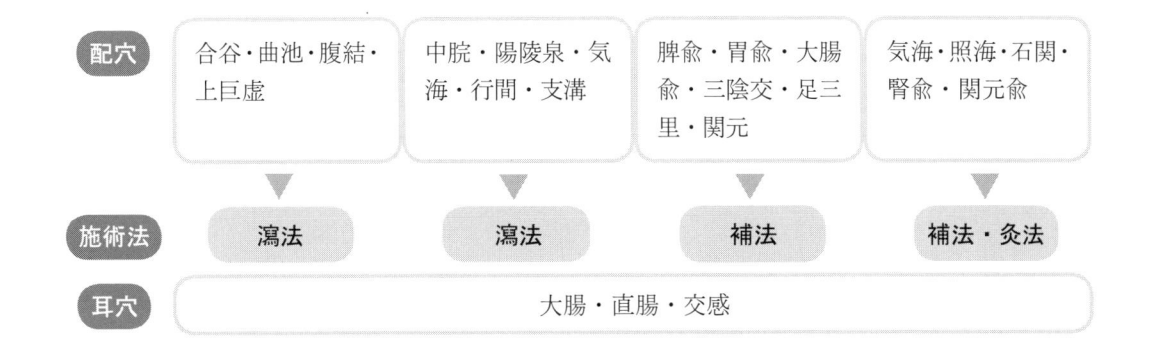

①虚実寒熱の鑑別が重要である。

②四肢への刺激は，腸蠕動運動を促進する傾向がある。特に足三里の置針は効果がある場合が多い。

⑭ 脱肛（だっこう）

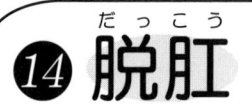

脱肛とは直腸下端が肛門外へ脱出したものを指し，体質虚弱な老人や小児，多産した婦女によくみられる。

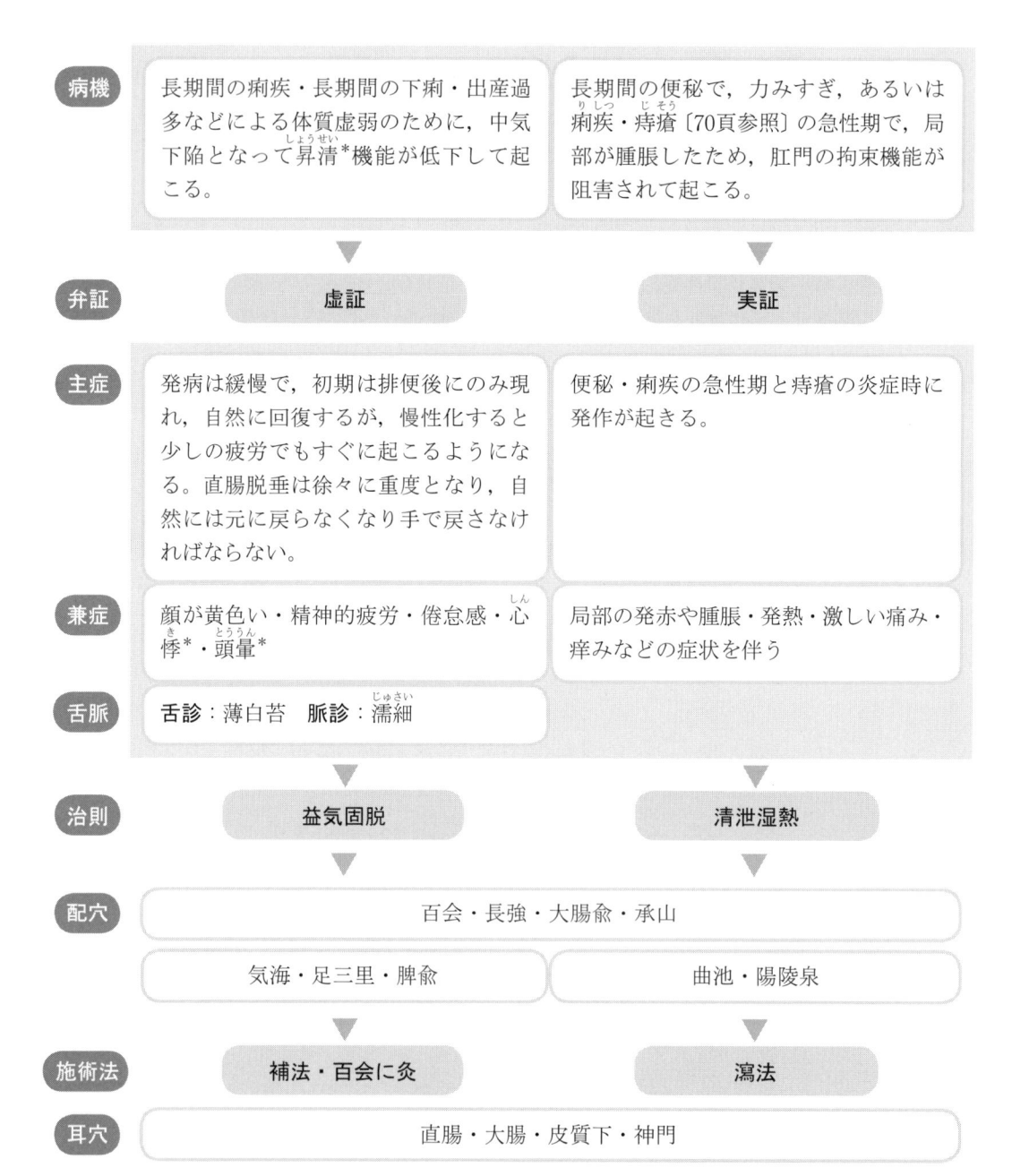

病機

| 長期間の痢疾・長期間の下痢・出産過多などによる体質虚弱のために，中気下陥となって昇清*機能が低下して起こる。 | 長期間の便秘で，力みすぎ，あるいは痢疾・痔瘡〔70頁参照〕の急性期で，局部が腫脹したため，肛門の拘束機能が阻害されて起こる。 |

弁証

| 虚証 | 実証 |

主症

| 発病は緩慢で，初期は排便後にのみ現れ，自然に回復するが，慢性化すると少しの疲労でもすぐに起こるようになる。直腸脱垂は徐々に重度となり，自然には元に戻らなくなり手で戻さなければならない。 | 便秘・痢疾の急性期と痔瘡の炎症時に発作が起きる。 |

兼症

| 顔が黄色い・精神的疲労・倦怠感・心悸*・頭暈* | 局部の発赤や腫脹・発熱・激しい痛み・痒みなどの症状を伴う |

舌脈

舌診：薄白苔　脈診：濡細（じゅさい）

治則

| 益気固脱 | 清泄湿熱 |

配穴

百会・長強・大腸兪・承山

| 気海・足三里・脾兪 | 曲池・陽陵泉 |

施術法

| 補法・百会に灸 | 瀉法 |

耳穴

直腸・大腸・皮質下・神門

訳者解説

中気下陥による場合には，内関・公孫の置針も効果的である。

I．内科

⑮ 黄疸（おうだん）

黄疸の主要症状は目・皮膚・尿が黄色になることで，特に目の結膜が黄色に染まることが重要な特徴であり，多くの疾病でみられる。

参考 急慢性肝炎・膵炎・胆嚢炎・胆石症・肝硬変などの黄疸症状を伴うもの

病機
湿邪を患ったため脾気が上昇しないので，胃気が下降せず，肝の疏泄*機能が失調する。そうなると胆液が正常な通路をめぐらないために外に漏れ，目に滲み出し，肌膚に溢れ，尿にも滲出する。

陽黄	陰黄
陽が盛んで熱が強い状態で，平素から胃火が盛んであるところに湿邪を感受し，その湿が熱化すると，熱が湿より強いために陽黄となる。慢性化すると陰黄となる。もし疫毒*を感受し，邪が営血に入ると心包に侵入して急黄*となる。	陰が盛んで寒が強い状態で，平素から脾陽が虚しているところに酒や食事の不摂生が重なると湿が寒化し，湿が熱より強くなるために陰黄となる。さらに外邪を感受して陽黄が出現することもある。

	陽黄	陰黄
軽症	身体，目ともが黄色で鮮明・発熱・口の乾燥・口が苦い・冷飲を好む・胸悶懊悩*・腹部膨脹感・膨満感・悪心がして吐きたい・小便は量が少なく黄赤色・便秘・黄膩苔・弦数脈	目，皮膚ともに黄色でその色は暗い・あるいは煙に燻されたよう・精神的疲労・頭が重い・身体がだるい・食欲不振・脘痞*・腹部膨脹感・軟便・口淡*・口渇はない・淡舌・膩苔・濡緩あるいは沈遅脈
重症	急黄は黄疸が急速に悪化・高熱・煩渇*・胸痛・腹部膨満感・神昏*・譫語*・衄血*・下血・皮膚瘀斑・紅絳舌・黄苔で燥・弦滑数あるいは細数脈	脇下の癥*積が脹って痛む・腹部膨脹感・羸痩・飲食の量が急激に減る・微紫舌あるいは瘀斑・舌苔の剝離・細渋脈といった症状があれば多くは血瘀証候，あるいは癌の可能性。
治則	疏肝利胆・清熱利湿	健脾利胆・温化寒湿
配穴	至陽・胆兪・陽陵泉・陰陵泉・太衝	脾兪・足三里・胆兪・陽陵泉・三陰交
施術法	瀉法	平補平瀉・灸法
耳穴	胆・肝・脾・胃・耳中・耳迷根	

訳者解説

①医師と提携して治療を行う必要がある。
②陽黄には，肝胆湿熱あるいは脾胃湿熱によるものも多い。

⑯ 脇痛（きょうつう）

脇痛は一側あるいは両側の脇肋部の疼痛を指す。

参考 急・慢性肝炎，胆嚢炎，胆石症，胸膜炎およびその後遺症による脇痛，挫脇痛，肋間神経痛

病機	精神的な抑うつや突然の怒りで肝を傷つけたため肝気が鬱結すると，肝の条達*機能が失調し，気が阻まれ絡脈が瘀滞する。	湿熱の外邪を感受あるいは飲食による損傷のため，脾の運化*機能が失調し，肝の疏泄*機能が失調する。	打撲や捻挫により脇の絡脈を損傷，あるいは気鬱血瘀により脇の絡脈が阻滞する。	慢性病あるいは過労により精血が不足すると，肝の絡脈が栄養されない，あるいは湿熱が長期間鬱滞すると鬱滞した火が陰を傷つけるため，絡脈が濡養されない。
弁証	肝鬱	湿熱	血瘀	陰虚
主症	脇肋が脹って痛み，痛みは遊走性で部位は定まらない	脇痛は右側に偏る	脇肋部の刺すような痛み・痛みの場所は固定して移動しない・夜になるとさらにひどくなる	脇がシクシク痛んで止まらない・疲労で悪化
兼症	胸悶*・噯気*・食欲不振・怒りっぽい	急性発作時は悪寒*・発熱・口が苦い・心煩*・悪心嘔吐・目や身体が黄色い・小便が黄色い	外傷あるいは慢性的な脇痛の病歴があり，肋下に腫塊がある	口やのどが乾燥・心煩*・頭暈*・目弦*
舌脈	舌診：薄白苔 脈診：弦	舌診：厚膩苔あるいは黄膩苔 脈診：弦数	舌診：瘀点・瘀斑がときどきみられる 脈診：弦あるいは細渋	舌診：やや紅舌・苔が少ない 脈診：細数

I．内科

治則	疏肝理気解鬱止痛	清肝利胆化湿止痛	行気通絡化瘀止痛	養血活絡滋陰止痛
配穴	期門・内関・太衝・陽陵泉	期門・日月・支溝・陽陵泉・陰陵泉	大包・太衝・膈兪・三陰交	肝兪・腎兪・血海・三陰交
施術法	瀉法	瀉法	瀉法	補法
耳穴	肝・胆・神門・皮質下			
皮膚針	阿是穴・夾脊穴・背兪穴			

訳者解説

自発痛・安静時痛・夜間痛は臓腑病に起因することが多い。動作時の痛みは経筋病であり，疼痛部位と関連する経脈（胆経・肝経・三焦経など）の榮穴・兪穴への切皮置針で消失することが多い。

⑰ 鼓脹（こちょう）

別名：単腹脹
鼓脹は腹部が腫脹・膨隆して太鼓のようになることで，皮膚の色は青黄色，脈絡の腫れが特徴である。

参考 各種の肝硬変・結核性腹膜炎・疳疾・腹腔内悪性腫瘍など

病機	肝気が鬱滞すると気滞血瘀になる。肝木が土を克すると脾の運化*機能が失調し，水湿が体内に停滞する。	過度の飲酒により，湿を生じて脾を傷つけ気機を阻害すると，肝の条達*機能が失調して，水穀を気化できないため，湿濁が体内に聚まり，また水が排泄されず腹中に停滞する。	水毒*を感受して虫積*となり，長期間治らないと脈絡が瘀滞・閉塞して気機がスムーズでなくなるため，昇降が失調し，清濁が混合して，気・血・水が腹中に停滞する。
	鼓脹は肝・脾・腎の機能が相互に失調することによる。肝脾の気滞・血瘀・水の停滞が主な病機で，慢性化すると腎虚となる。		
弁病	気鼓	水鼓	血鼓
弁証	気滞	痰濁	血瘀
主症	腹部の膨隆や腫脹・皮膚の色は変化なし・叩くと太鼓のよう・押すとへこむがすぐに戻る・噯気*や放屁をすると気持ちがよい	腹部の腫脹・皮膚は明るく艶がある・押すとへこみしばらくすると戻る	腹が大きくて硬い・膨満感・脈絡の怒脹
兼症	心窩部や脇部の痞え・膨満感・小便は少なくて濃い・排便がすっきりしないあるいは便秘	下肢に浮腫・上腹部の腫脹・顔色は黄色・精神的疲労・小便不利*・大便溏薄*	脇肋部に固定性のしこり・針を刺すように痛む・肌膚甲錯*・顔色が黒い・赤く細い糸状の毛細血管が顔・頸・胸・腕にたくさん出現する・口は渇くが飲みたくない・大便は黒色
舌脈	舌診：薄白苔 脈診：弦	舌診：白膩苔 脈診：沈緩	舌診：紫暗あるいは瘀斑 脈診：細弦あるいは渋

I. 内科

治則	疏肝理気・消脹	調脾行水・消脹	活血化瘀・消脹
配穴	膻中・中脘・気海・足三里・太衝	水分・復溜・公孫・脾兪・腎兪	期門・章門・石門・三陰交
施術法	瀉法	瀉法・背兪穴と水分には灸	瀉法
耳穴	肝・脾・腎・膀胱・大腸・三焦・耳中		

訳者解説

①内科疾患の有無に注意する必要がある。

②気鼓の場合は，精神的ストレスの程度により症状が変化することが多く，鑑別しやすい。

⑱ 頭痛(ずつう)

頭痛は臨床上よくみられる自覚症状で，単独で出現するか，さまざまな急性・慢性疾患に伴って出現する。ここでは病歴が比較的長く，発作を繰り返す慢性頭痛に限定する。

病機	風・寒・湿の邪気が，頭部の経絡に侵入して留まるため，気血が阻滞する。	精神的ストレスがあって怒ると，肝陽が上亢する。あるいは平素から腎陰が虚していて，腎水が肝木を滋養できないと，風陽が上部を乱す。	肥満体質で，甘いものや脂っこいものを偏食すると，湿が盛んになって痰を生じ，痰が経絡を阻害するため，清陽*の働きが不十分となる。	慢性病あるいは失血により血虚となり，脳髄を栄養できないため，絡脈が空虚になる。	慢性化して病が絡に入ると，絡脈の血の流れが停滞する。打撲により脳髄が損傷すると，気血の流れが停滞する。
弁証	外感	肝陽上亢	痰濁	血虚	血瘀
主症	風寒によって誘発される。多くは一側に偏るか，あるいは両側に交互に発症するか，あるいは両側ともに痛む。脹れる・刺す，あるいは拍動性の疼痛。	額角の抽搐*，多くは一側に偏る。しばしば精神的な緊張により発病する。	頭がボーッとして，締めつけられるように痛む。	頭がボーッとして痛む。痛みは延々と続き，休息すると痛みが軽減する。	刺すような頭痛・長期間治らない・痛むところは固定している。
兼症	鼻閉・鼻汁	眩暈・顔のほてり・イライラして怒りっぽい・目が赤い・口が苦い	胸悶*・脘痞*・痰や涎を吐く	心悸*・倦怠感・顔に艶が少ない・慢性病や出血の病歴がある	目がぼんやりかすむ・記憶力の低下

I. 内科

	舌診：白苔 脈診：弦緊	舌診：紅舌 脈診：弦	舌診：白膩苔 脈診：滑	舌診：淡舌	舌診：やや紫舌 脈診：細あるいは渋
治則	祛風散寒 化湿通絡	平肝降逆 熄風潜陽	化痰降濁 通絡止痛	益気養血 和絡止痛	活血化瘀 行気定痛
配穴	風池・頭維・通天・合谷・列缺	懸顱・頷厭・太衝・太谿	中脘・豊隆・百会・印堂・頭維・太陽	百会・心兪・脾兪・足三里・三陰交	阿是穴・膈兪・合谷・三陰交
施術法	瀉法	瀉法	瀉法	補法	瀉法

部位別取穴	前頭痛：上星・陽白・合谷・内庭　側頭痛：率谷・太陽・外関・俠谿 後頭痛：天柱・後頂・後谿・崑崙　頭頂痛：百会・前頂・大陵・行間
耳穴	枕・顳・額・皮質下・神門
皮膚針	太陽・印堂・阿是穴（外感・肝陽上亢・瘀血頭痛に用いるとよい）

訳者解説

虚実寒熱の鑑別とともに疼痛部位と関連する経脈をよく確認する必要がある。

⑲ 眩暈（げんうん）

「眩」は目がかすんで眩むことで，「暈」は頭がクラクラすることであり，これらはよく同時に出現する。症状の軽い者は目を閉じるとすぐに止まる。重い者は船に乗っているようで，回転して止まらないように感じて，立っていることができない。多くは悪心・嘔吐・汗が出るなどの症状を伴う。

参考 高血圧・動脈硬化・内耳性眩暈・貧血・神経衰弱による眩暈

病機	虚弱体質のところに，過度の思慮などにより心脾両虚となると気血が不足するため，頭や目に気血が上らず栄養できない，あるいは房事の不摂生により腎陰を消耗すると，髄海が空虚となって起こる。	怒って肝を傷つけると，肝陽が上亢して風陽が体内で発生する，あるいは甘いものや脂っこいものの過食により湿が盛んになって痰を生成すると，風陽が痰濁を挟んで上り清竅を妨害する。
弁証	虚証	実証
主症	頭暈*・目眩*・疲労により再発しやすく症状が悪化しやすい	眩暈は発作性・見るものが回転してひっくり返る・頭は脹って痛む・あるいはクラッとして締めつけられるように重い
兼症	精神的疲労・心悸*・不眠・腰がだるい・耳鳴り	心煩*・怒りっぽい・胸悶*・脇が脹る・痰や涎を吐く・食欲不振
舌脈	舌診：淡舌 脈診：細	舌診：やや紅舌・厚膩苔あるいは黄腐苔 脈診：弦あるいは滑数
治則	培補気血・益腎滋陰	平肝潜陽・健脾化痰
配穴	百会・風池・膈兪・腎兪・足三里・三陰交	印堂・風池・中脘・豊隆・太衝・太谿
施術法	補法・灸法	瀉法
耳穴	腎・神門・枕・内耳・皮質下	
頭針	暈聴区	

訳者解説

回転性の場合は肝胆の異常，立ちくらみのような場合は脾虚（中気下陥）がもとになることが多い。

Ⅰ. 内科

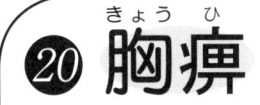

⑳ 胸痺（きょうひ）

胸痺とは胸部が詰まってイライラして痛み，ひどいときは胸痛が背部まで貫き，息切れ・喘息などを伴うものを指す。

参考 冠動脈硬化性心疾患・慢性気管支炎・肺気腫によって引き起こされた胸痛

病機	多くは，高齢のため胸陽が不足しているところに，激しく寒邪を受けると，寒邪が気滞を起こし，胸陽を阻害するため発症する。胸痛は急に激しく起こる。	高齢のため心肺気虚となっているところに，生ものや冷たいものの過食，酒の過飲，あるいは過度の思慮により，脾虚となって湿を生じる。湿痰が溜ると，脈絡を阻害するため，気機が失調して，胸陽が機能を発揮できない。胸痛は軽く緩やかである。	胸痺が慢性化し，痰濁と寒邪が除かれないと，脈絡が日増しに阻害され，気滞が血瘀を引き起こす。胸陽が衰えるにつれ，陰濁が盛んになり重症となる。
弁証	虚寒証	痰濁証	血瘀証
主症	胸痛が背部まで貫く・寒邪を受けると痛みがひどくなる	胸が詰まり痛む・あるいは痛みが背部まで届く	胸痛は発作性の刺痛あるいは絞られるような痛みで，固定しており，夜になるとひどくなる
兼症	心悸*（しんき）・胸悶*（きょうもん）・息切れ・悪寒・四肢の冷え	息切れ・呼吸困難・咳嗽・痰は多く白色で粘質・四肢が重い・肥満	胸悶・息切れ・心悸・唇が紫色
舌脈	舌診：白滑あるいは膩苔 脈診：沈遅	舌診：白膩苔 脈診：濡緩	舌診：紫暗 脈診：細渋あるいは結代
治則	助陽・散寒・通痺	通陽・化濁・通痺	活血・化瘀・通痺
配穴	心兪・厥陰兪・内関・通里	巨闕・膻中・郄門・太白・豊隆	膻中・巨闕・膈兪・陰郄・心兪
施術法	補法・灸法	瀉法	瀉法
耳穴	心・小腸・交感・皮質下・肝・胸		

訳者解説

胸骨の奥が痛む・不安感とともに発汗（冷や汗）・胸部苦悶感があるときは医師の診察を勧める必要がある。

㉑ 不眠(ふみん)

別名：不寐(ふび)・失眠

本病は軽症の場合は入眠困難，あるいは寝てもすぐ目が覚める，あるいは目が覚めた後に再び眠ることができない，あるいは眠ったり目が覚めたりしている。重症の場合は一晩中一睡もできないために，さまざまな病気を起こす可能性がある。

参考 神経衰弱・貧血などによる不眠

病機	過度の思慮により，心脾を損傷すると，営血が虚すため，心神が栄養されない。	房事過度により腎を傷つけ，腎陰を消耗すると，腎水が心火を調整できず，心腎不交となる。	飲食の不摂生で，脾胃の働きが調和しなくなると，湿が盛んになり痰が生じる。痰が鬱滞して熱が生じると，上って心神を妨害する。	抑うつや怒りによって，肝火が上って心神を妨害すると，心神が落ち着かない。
弁証	心脾両虚	陰虚火旺	胃腑失和	肝火上擾
主症	夜になってもなかなか寝つけない・寝ても夢が多く目覚めやすい	虚煩不寐*・あるいは寝てもすぐに目覚める	ぐっすりと眠れない	頭暈*・頭痛
兼症	心悸*・健忘・汗が出る・精神的疲労・顔に艶が少ない・脘痞*・大便溏薄*	手のひらや足の裏が熱い・驚悸・盗汗*・口やのどが乾く・頭暈・耳鳴り・腰がだるい・健忘	心中懊悩*・脘痞*・噯気*・ひどいときは痰や涎を吐く	イライラして怒りっぽい・目が赤い・耳鳴り・脇の痛み・口が苦い
舌脈	舌診：淡舌・薄白苔 脈診：細弱	舌診：紅舌 脈診：細数	舌診：黄膩苔 脈診：滑あるいは弦	舌診：薄黄苔 脈診：弦数
治則	益気・養血・安神	滋陰・降火・安神	和胃・化痰・安神	平肝・瀉火安神

Ⅰ. 内科

配穴	脾兪・心兪・神門・三陰交・足三里	大陵・神門・太谿・太衝・照海・心兪・腎兪	内関・中脘・豊隆・厲兌・隠白・足三里	行間・足竅陰・風池・神門・肝兪
施術法	補法・灸法	補瀉ともに施す	瀉法	瀉法
耳穴	皮質下・交感・心・脾・腎・内分泌・神門			

訳者解説

①陰虚火旺や肝火上炎に対して，百会（頭頂部）を使うと悪化することがあるので，注意が必要。
②精神的な問題を内に抱えていることが多く，慎重な対応が望まれる。

㉒ 驚悸（きょうき）

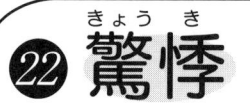

別名：心悸（しんき）*・怔忡（せいちゅう）*

驚悸は心拍動の自覚・胸悶（きょうもん）*・不安感・驚きやすく恐れやすいといったものを主症状とする。多くは発作性で，感情や精神的な起伏あるいは過度の疲労によって発作が起きる。

参考 リウマチ性心疾患・冠動脈硬化性心疾患・肺性心疾患・ノイローゼなどによる心悸

病機	心虚胆怯（しんきょたんきょう）*の体質で，突然驚いたり恐い目に遭ったりすると，心神が落ち着かなくなって発症する。	慢性病によって心血不足となったところに，突然驚いたり恐ろしい目に遭ったりすると，心が栄養を失い，神を蔵することができなくなるため，神志〔精神〕が落ち着かなくなる。	飲食の不摂生により脾を傷つけると，湿が盛んになり痰を生じる。同時に，肝気が鬱結し，気鬱が化火すると，痰火がともに心神を妨害する。	長期間，痺証〔50頁参照〕を患い，風・寒・湿・熱の邪が血脈に侵入して心が犯されると，心脈が阻滞して気滞血瘀になるため，心血の運行がスムーズでなくなる。ひどいときは心陽にまで影響が及び，衰弱して危険な状態になる。
弁証	気虚	血虚	痰火	血瘀
主症	動悸がして落ち着かずコントロールできない・よく驚き恐れやすい・安静にしていると症状が緩解する	動悸がして落ち着かない・思慮による疲労時に悪化する	間欠的な心悸・煩躁不寧（はんそうふねい）*・胸悶・夢をよくみる・驚いて目が覚めやすい	慢性的な心悸がある・動くと息切れする・ときに発作性の胸痛が起こる

I．内科

兼症	息切れ・精神的疲労・入眠困難	顔に艶が少ない・頭暈*・目眩*もし，心煩*・不眠・多夢・顔色が赤い・耳鳴り・舌尖紅・脈細数であれば陰虚火旺	頭暈・口が苦い・咳嗽・痰は粘調・小便は黄色	顔は痩せて黄色・口唇や舌が暗紫色もし，頻回の怔忡・寒がる・四肢が冷たい・咳嗽のため横になれない・冷汗・微細で今にも途絶えそうな脈であれば心陽不振
舌脈	脈診：微細	舌診：淡紅舌 脈診：細数	舌診：黄膩苔 脈診：滑数	脈診：細渋・結代
治則	調補心気 安神定悸	補血養心 安神定悸	清火化痰 安神定悸	活血化瘀 強心定悸
配穴	心兪・巨闕・間使・神門・足三里	心兪・脾兪・通里・内関・足三里・三陰交	心兪・尺沢・霊道・郄門・豊隆・足三里	曲沢・少海・膈兪・血海・心兪
施術法	補法	補法	瀉法	補瀉ともに施す
耳穴	心・交感・神門・皮質下			

訳者解説

①一般的には，動悸の総称を「心悸」とし，「心悸」のなかに「驚悸」と「怔忡」が含まれる。

②定期的に医師の診察を受ける必要がある。

㉓ 鬱証（うつしょう）

鬱証は，精神的な抑うつから，気滞となって起こる。主な症状として，精神の抑うつ・情緒不安定・胸脇部の脹痛がある。また，怒りっぽい・よく泣く・のどに異物が詰まっている感じがする・不眠など各種の複雑な症状を呈する。

参考 ヒステリー

病機	精神的な抑うつや怒りで肝を傷つけると，肝鬱化火となる。また，過度の思慮により脾を傷つけると，脾気が鬱滞して湿を生じる。そして，火邪と湿邪から痰が作られるため，咽喉で結ぼれて起こる。	鬱証が慢性化すると，脾気虚弱や腎陰不足などの病理変化を来す。脾気虚になると胃に津液を運行させられなくなり，腎陰虚になると，心火を抑えられず，虚火が妄動する。
弁病	梅核気（ばいかくき）	蔵躁証（そうそうしょう）*
弁病	肝鬱化火＋湿痰	心脾両虚・心腎不交
主症	のどにものが詰まっているような感じがあり，飲み込んでも下がらず，出そうとしても出ないが，飲食の嚥下は正常に行える。	気がボーッとする・「喜」「怒」「悲」といった感情が激しく変わる・毎回精神的な誘因によって発作が起こる。
兼症	心配しやすい・精神的な抑うつ・胸悶（きょうもん）*・噯気（あいき）*・よくため息をつく	心脾両虚であれば，脘痞（かんぴ）*・食欲不振・心悸（しんき）*・不眠・精神的疲労・顔は艶が少ないといった症状を兼ねる	腎陰虚であれば，眩暈・耳鳴り・顔色は赤味がさす・手のひらや足の裏がほてる・多汗・腰がだるい・健忘といった症状を兼ねる
舌脈	舌診：薄白膩苔 脈診：弦あるいは滑	舌診：淡舌 脈診：細緩	舌診：紅舌・苔が少ない 脈診：細数
治則	疏肝解鬱・清火化痰	益気滋陰・養心安神	

Ⅰ．内科

配穴	天突・膻中・魚際・神門・豊隆・太衝・内関	膈兪・腎兪・心兪・脾兪・内関・足三里・三陰交
施術法	瀉法	補法
耳穴	皮質下・心・枕・縁中・肝・内分泌・神門・相応する部位	

訳者解説

イライラなどの原因をよく確認して，原因を解決する努力が必要である。

㉔ 面癱（めんたん）

別名：口眼歪斜〔顔面神経麻痺〕
面癱はしばしば突然に発症し，単純に片側の顔面の筋肉が弛緩〔麻痺〕する。年齢とは無関係に発病する。

病機：絡脈が空虚で，風寒・風熱の邪が虚に乗じて顔面部の筋脈を侵襲すると，気血が阻滞するため，肌肉が緩み，しまりがなくなる。

弁証：風寒／風熱

主症：突然発病し，目が覚めると顔面部に表情の硬さ・痺れ・麻痺が現れる。患側では額に皺（しわ）を寄せたり，眉をひそめたり，歯を見せたり，頬をふくらませたりすることができない。口角が健側に向いて歪み，口に水を含めると漏れ，ものを食べると歯と頬の間に挟まる。患側の額の皺と，鼻翼外側と口角外側にできる溝〔鼻唇溝〕が消失し，眼瞼を完全に閉じることができず，風に当たると涙が出る。
一部の患者ははじめに耳後・耳下・顔面部の疼痛が生じる。重症になると患側の舌前2/3の味覚減退あるいは消失，聴覚過敏が現れる。

兼症：
- 睡眠中に風に当たって冷やすことや，顔面部に寒冷刺激を受けたのちに発症することが多い。多くは外感表証の症状がない。
- しばしば感冒の発熱・中耳炎・歯肉炎などに続発する。耳内・乳様突起に軽微な疼痛がある。

治則：散風通絡

配穴：地倉・頬車・攅竹・陽白・四白・翳風・風池・合谷

施術法：顔面部には斜刺あるいは透刺。初期は瀉，後期は補，風寒には灸法を用いる

皮膚針：陽白・太陽・四白・地倉・頬車・合谷（回復期および後遺症に適用）

電気針：断続波あるいは粗密波：地倉・頬車・陽白・合谷・風池

訳者解説
①顔面筋への横刺と低周波通電による筋収縮を行うことも有効とされている。
②耳介部のヘルペスの有無を確認する必要がある。ヘルペスを有するときは医師への診察を勧める。

I. 内科

㉕ 顔面痛(がんめんつう)

顔面痛とは顔面・頬部の発作性で火傷様疼痛〔神経痛〕のことで，多くは一側性で中年女性に多く発病する。

参考 三叉神経痛

病機	風寒の邪が陽明筋脈を侵襲し，寒邪が筋脈に滞ると，血気が阻滞する。	風熱の外邪が侵襲し，顔面部の筋脈の気血運行がスムーズでなくなる。
弁証	風寒証	風熱証
主症	疼痛は突然起こり，発作性・放射性・火傷様の激痛を呈し，往々にして耐えがたい。疼痛発作の時間はとても短く，数秒から数分で自然緩解する。ただし，数時間あるいは数日間にわたって発作を繰り返し，周期は不定である。疼痛部位は上顎・下顎が多い。疼痛を誘発する点があり，風に当たる・洗顔・会話・食事などでこの点を刺激すると発作が起こる。	
兼症	多くは顔面部に寒邪を受けたことがあり，痛むところを冷やすと悪化し，温めれば軽減する	多くは感冒による発熱ののちに発生する。目が赤い・涙が出る
舌脈	舌診：白苔 脈診：浮	舌診：黄膩苔 脈診：浮数
治則	祛散表邪・通絡止痛	
配穴	額部痛：攅竹・陽白・頭維・後谿・阿是穴　　上顎痛：四白・顴髎・上関・合谷・阿是穴　　下顎痛：承漿・頬車・翳風・内庭・阿是穴	
施術法	瀉法，風寒には灸法を用いる	
耳穴	面頬・顎・額・神門	

訳者解説

①胃経・大腸経の手足末端のツボに強い反応がみられやすい。
②精神的ストレスは悪化要因であり，太衝・行間の反応を確認する必要がある。
③目・耳・鼻・歯などの疾患から生じる場合があり，確認が必要。

26 中風（ちゅうふう）

別名：卒中

中風の発病は急激で，変化も早い。一般に頭暈（とううん）*・四肢の痺れ・疲労感・イライラするなどの前駆症状がある。発病時には，突然卒倒して意識不明となり，口眼喎斜（こうがんかしゃ）*・半身不随・言語障害を伴う。あるいは口眼喎斜と半身不随のみの場合もある。

参考 脳溢血・脳血栓・脳梗塞・脳血管痙攣などの病気およびその後遺症

病因	気血不足，心・肝・腎の陰陽失調
誘因	精神的抑うつ，怒り，酒・食事・房事の不摂生，外邪の侵襲
病機	経絡・臓腑の機能が失調し，陰陽のバランスが崩れ，気血が乱れる。

肝風内動（かんふうないどう）*・痰濁と瘀血が経絡を阻害し，肌膚・筋脈が濡養されない。	肝陽が盛んになりすぎたことによって内風を発生させると，痰や火を伴って経絡を襲って清竅（せいきょう）*を覆い，気血を上部に集めて，陰陽が互いに連携できないようにさせる。	
	気血が激しく乱れるため，血が上部に鬱滞し，肝風が猛威をふるい，痰濁が盛んになる。	真気が極度に衰弱し，元陽が暴脱する。

病位	中経絡	中臓腑
特徴	病位は浅く病状が比較的軽い。四肢の痺れ・麻痺・口眼喎斜・話しにくいなどの経絡症状のみ現れる	病位が深く病状が重い。四肢の麻痺・神昏（しんこん）*・失語などの臓腑症状が現れる。

▼　　　▼　　　▼　　　▼

弁病弁証	半身不随	口眼喎斜	閉証	脱証
主症	皮膚の麻痺・手足の痺れや麻痺・突然口眼喎斜になり話しにくい・口角から涎を流す・ひどいときは半身不随になるが意識ははっきりしている・病状は緩やかで軽い		突然卒倒し意識不明となる・半身不随・口が歪んで涎を流す・舌がこわばり失語・病状は急激で重い	

Ⅰ．内科

兼症		牙関緊急*・拳を強く握る・顔色が赤い・呼吸が荒い・のどに痰がありのこぎりを引くような音がする・四肢は強直・大小便は閉塞・脈滑数あるいは弦	目は閉じ口は開いている・手に力がない・四肢の冷え・いびきをかく・わずかな呼吸・四肢は弛緩性麻痺・大便失禁・脈細弱あるいは沈遅 もし油のような冷や汗・顔色が化粧したような赤色・脈がわずかで消えそう，あるいは脈浮大で根がなければ真陽外越*の現れ
治則	疏通経絡・調和気血	啓閉開竅	回陽固脱
配穴	肩髃・曲池・合谷・外関・環跳・陽陵泉・足三里・解谿・崑崙 / 地倉・頬車・合谷・内庭・承泣・陽白・攢竹・崑崙・養老	水溝・十二井穴・太衝・豊隆・労宮	関元・神闕
施術法	急性では患側に針で瀉法，慢性では両側に針で補法 / 急性では患側に針で瀉法，慢性では両側に針をし，灸を加える	瀉法，十二井穴を瀉血	大きな艾柱で，多壮灸
耳穴	腎上腺・神門・腎・脾・心・肝・縁中・耳尖・相応する部位・耳背溝		
頭針	運動区・足運感区・言語区（半身不随に適する）		

訳者解説

①初期には医師と提携して実施する必要がある。
②血圧をはじめ全身状態，ならびにイライラ・不眠などをよく確認する必要がある。
③中国では「醒脳開竅法」といい，内関・水溝・三陰交を主穴，極泉・尺沢・委中を配穴する治療法も有名である。

㉗ 消渇（しょうかつ）

糖尿病
消渇は多飲・多食・多尿を主症とし，かつ尿が甘い・羸痩（るいそう）といった特徴がある。病変の臓腑は肺・脾・腎で，腎が要となる。上消は肺燥・中消は胃熱・下消は腎虚で，これらは同時に存在する可能性がある。

病機：陰虚を本，燥熱を標とし，互いに因果関係にある。重症は，消渇を長期間患うことにより，陰津を極度に損耗し，陰虚によって陽気が上に浮かぶ状態となる。

重症：煩渇*・頭痛・悪心・嘔吐・腹痛・口渇・唇や舌が乾燥して赤い・呼吸が深くて長い・ひどいときは昏厥*・虚脱*・脈が消えそうなほど弱い

併発：白内障・夜盲症・瘡*癤*・癰*疽*・水腫・中風・半身不随など

弁病弁証：

	上消〔肺燥〕	中消〔胃熱〕	下消〔腎虚〕
主症	煩渇・多飲・口が乾く・舌燥	消穀善飢*・嘈雑*・煩熱*・多汗・羸痩・大便が乾燥して硬い	頻尿・尿量が多くやや粘稠
兼症	多尿・多食	多飲・多尿	口が乾く・舌の乾燥・多飲・頭暈*・目がかすむ・頬が赤い・虚煩*・善飢するが多くは食べない・腰や足がだるく力が入らない 慢性化して陰虚が陽に影響すると，顔色は黒い・寒がる・四肢が冷たい・尿量はときに多い・陽痿*・閉経・淡舌・白苔・脈沈細で無力を呈する
舌脈	舌診：舌辺や舌尖が紅・薄黄苔 脈診：洪数	舌診：黄燥苔 脈診：滑数	舌診：紅舌 脈診：細数

Ⅰ. 内科

治則	清心補肺	補脾清胃	補腎平肝
配穴	少府・心兪・太淵・肺兪・胃脘下兪*	三陰交・脾兪・内庭・胃兪・胃脘下兪	太谿・腎兪・太衝・肝兪・胃脘下兪
施術法	補瀉ともに施す		
耳穴	膵胆・内分泌・腎・肺・胃・心・肝・三焦		
皮膚針	胸椎7〜10両側，1.5寸の所から選ぶ		

訳者解説

西洋医学的にインスリンなどの治療を受けていると，典型的な症状はほとんどみられないが，肺・脾・腎のいずれが中心であるかを判断して治療を行う必要がある。

㉘ 痿証

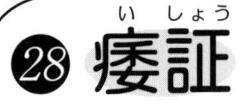

別名：痿躄

痿証は，四肢の筋脈が弛緩・軟弱・無力となり，慢性化すれば筋肉の萎縮，ひどいときは麻痺になるもので，多くは下肢にみられる。

病機

- 温熱の毒邪を受けたため，肺の気陰を損耗する，あるいは辛いものや脂っこいもの，味の濃いものの過食により，脾胃に熱が蓄積すると，五臓や筋肉が濡養されず発症する。
- 長い間多湿の環境にいたり，雨に濡れたりすると，湿邪が経脈に侵襲する。湿邪が長期間留まると，鬱滞して熱化し，陽明を蒸して気機を失調させるため，宗筋*が弛緩し発症する。
- 高齢で慢性疾患があったり，過度の房事や労働などで陰精を損耗すると陰虚火旺になり，筋脈が栄養されず発症する。

弁証

肺胃熱盛 ／ 湿熱浸淫 ／ 肝腎陰虚

主症

四肢の筋肉が弛緩・萎縮し，運動しても力がなく，ひどい場合は麻痺が起こる。四肢はすべて罹患する可能性があり，下肢に多くみられ，一側あるいは両側の場合がある。

兼症

- 発熱・咳嗽・心煩*・口渇・小便は少なく濃い・大便乾燥
- 四肢が重く感じる・発熱・多汗・胸悶*・患側の四肢は温めることを嫌い冷やすと心地よい・小便混濁
- 発病は緩慢で，徐々に重くなる

舌脈

- 舌診：紅舌・黄苔　脈診：洪数
- 舌診：黄膩苔　脈診：濡数

後期

肝腎不足になると，腰がだるく力が入らない。頭暈*・目眩*・紅舌で苔が少ない・脈細弱

治則

疏通経気・濡養筋脈

清肺熱 ／ 清湿熱 ／ 滋陰清熱

配穴

- 尺沢・肺兪
- 内庭・中脘・足三里
- 肝兪・腎兪・三陰交

I．内科

施術法	瀉法	瀉法	補瀉ともに施す
局部取穴	肩髃・曲池・合谷・陽谿・外関・髀関・環跳・梁丘・懸鍾・解谿		
皮膚針	脊柱両側・関節局部。出血させたのち抜罐		

訳者解説

脾胃虚寒による痿証もあり，手足や身体が弛緩・萎縮して，力が入らない・重だるさも加わる。食欲不振・下痢・顔色が悪く，肉体的・精神的疲労がある。淡舌・細虚脈。治療は太白・足三里・三陰交・中脘・脾兪・胃兪に補法を施し，灸を加える。

㉙ 痺証（ひしょう）

「痺」とは閉塞して通じないことである。風・寒・湿・熱などの外邪が人体に侵入し，経絡を閉塞させると，気血の運行が順調でなくなるため，肌肉・筋骨・関節のだるさや痛み・痺れ・重感・屈伸困難，ひどいときは関節の腫脹・発赤などの症状を引き起こす。

参考 リウマチ熱・リウマチ性関節炎・筋線維結合織炎・坐骨神経痛

病機：正気不足により腠理*が密でなくなったところに，過労による疲労後に汗をかいて風に当たったり，雨に濡れたり，長い間多湿の環境で寝ていたりすると，風・寒・湿の邪気が虚に乗じて侵入し，経絡を閉塞させて通じなくさせる。長期化すると正気が衰えてゆき，臓腑に伝わり，心痺*となる。

	主に風邪が盛ん	主に寒邪が盛ん	主に湿邪が盛ん	平素から内熱があり，さらに風・寒・湿邪を受け，寒邪が熱化する
弁病弁証	行痺（風痺）	痛痺（寒痺）	着痺（湿痺）	熱痺
主症	手足の関節に痛みが走り，疼痛部位が一定しない	手足の関節が激しく痛む・疼痛部位に冷感・温めると緩解し冷やすと痛みが増加	手足の関節がだるく痛み重感がある・肌肉や皮膚がやや腫脹・疼痛部位は一定・曇りや雨の日に増悪	手足の関節がだるく痛む・発赤・腫脹・触れることができないほどの痛み・運動制限
兼症	悪寒・発熱			咽喉痛・発熱・汗を多くかいても熱が下がらない・小便は少なく濃い
舌脈	舌診：薄白苔あるいは淡黄 脈診：浮弦	舌診：薄白苔 脈診：浮緊	舌診：白膩苔 脈診：濡	舌診：黄厚膩苔 脈診：濡数

治則：調和気血・舒筋止痛

疏風　　祛寒　　利湿　　清熱

Ⅰ．内科

| 配穴 | 風門・膈兪・肝兪・血海 | 腎兪・関元・命門 | 脾兪・足三里・陰陵泉 | 大椎・曲池 |

部位別取穴	
肩：肩髎・肩髃・臑兪	腕肘：曲池・天井・尺沢
手首：陽池・外関・陽谿・腕骨	背部：命門・身柱・腰陽関
大腿：環跳・居髎	股：秩辺・承扶
膝：犢鼻・梁丘・陽陵泉・膝陽関	足首：申脈・照海・崑崙・丘墟

▼

| 施術法 | 補瀉ともに施し，痛痺には灸法を用いる。 |

病が皮膚・肌肉にあるときは浅刺，あるいは皮膚針で叩くように刺す。
病が筋骨にあるときは深刺・置針する。病が血脈にあるときは瀉血してもよい。

| 耳穴 | 相応する部位・交感・神門・肝・脾・腎 |

| 皮膚針 | 脊柱両側・関節局所。出血させて抜罐を行う。 |

訳者解説

①行痺の配穴には風池・太衝・支溝（外関），着痺の配穴には商丘（公孫），熱痺の配穴には合谷・内庭を加えてもよい。

②痛痺では足三里・気海・曲池・腎兪・関元に，天柱・委中・承山を加えて配穴する例もある。

㉚ 水腫（すいしゅ）

別名：水気〔浮腫〕
水腫とは体内に水液が貯留し，肌膚に溢れるもので，頭・顔面・眼瞼・四肢・腹部，ひどいときは全身に水腫が起こるものである。
参考　心性浮腫・腎性浮腫・栄養性浮腫

病機

陽水	陰水	重症
風邪が外から侵襲し，瘡*癤*が体内に影響を及ぼすと，肺の水道を通調する機能や脾の輸布機能が失調して，水湿が停滞し，肌膚に氾濫して水腫を形成する。陽水の多くは実証に属し，長びくと陰水に移行することもある。	飲食の不摂生，過度の疲労・房事によって脾虚になると，運化機能が失調し，水湿が体内に停滞する。また腎虚となって気化機能が失調すると，開闔*がうまくいかなくなるため，水邪が氾濫して水腫を形成する。陰水の多くは虚証に属するが，さらに外邪を感受すれば陽水の症候が現れる。	水邪が上焦に氾濫し，水毒が心肺を犯す。

弁病弁証

- 陽水
  - 外感
    - 風寒
    - 風熱
- 陰水
  - 内傷
    - 脾虚
    - 腎虚
- 重症

主症

陽水	陰水	重症
水腫は頭・顔面から起こり徐々に全身に及ぶ。上半身の方が顕著・押すと陥凹するがすぐに元に戻る・皮膚は光沢がある・小便は少ない	水腫は足や足の甲より起こり，徐々に全身に及ぶ。下半身の方が顕著・押すと陥凹してなかなか元に戻らない・皮膚の色は暗い・小便は少ない	小便が極めて少ない・腹が大きい・胸部の膨満感・咳嗽・心悸*。ひどいときは尿閉・悪心・嘔吐・口臭がアンモニア臭・歯や鼻の出血・神昏*・譫語*・痙攣などが起こる

兼症

風寒	風熱	脾虚	腎虚
悪寒・発熱・全身がだるく痛む・咳嗽・息が荒い 身体の冷え・無汗	のどが腫れて痛む	脘痞*・大便溏薄*・手足の疲れ・だるい	腰がだるく足に力が入らない・精神的疲労・四肢が冷たい

I. 内科

舌脈	舌診：白滑苔 脈診：浮緊	舌診：薄黄苔 脈診：浮数	舌診：薄膩苔 脈診：濡緩	舌診：淡舌・白苔 脈診：沈細弱
治則	清熱散寒・疏風消腫		健脾温腎・助陽利水	救急
配穴	肺兪・三焦兪・偏歴・合谷・水溝		脾兪・腎兪・水分・気海・太谿・陽陵泉・足三里	内関・神門・尺沢・中脘・気海・十宣*・水溝・血海・太衝
施術法	瀉法		補瀉ともに施す	瀉法・瀉血
耳針	肝・脾・腎・皮質下・膀胱・面頬・腹・膝・踝・趾			

訳者解説

①陽水では上記のほかに，水に浸かったり雨水に濡れたりすることにより，水湿が内に停滞することがある。この場合には足三里・陰陵泉・水分・気海・脾兪・三焦兪・膀胱兪・委陽・飛陽などを用いる。

②陰水の場合は脾陽不振と腎陽衰微（不足）に大別できる。脾陽不振では太白・足三里・陰陵泉・中脘・関元・脾兪・三焦兪，腎陽衰微では太谿もしくは復溜・気海・関元・腎兪・命門に補法を施し，また灸を加えるのもよい。

㉛ 淋証（りんしょう）

淋証は，湿熱が下焦に溜まって結ぼれ，膀胱の気化機能がうまくいかなくなるため発病する。症状には，小便が頻回・少量・出にくい・タラタラと流れる・尿道の刺痛・小腹の拘急（こうきゅう）＊などがある。

参考 急・慢性尿路感染，結石，結核，急慢性前立腺炎，乳糜尿など

病機	湿熱の外邪を感受，あるいは脾の失調によって生じた湿邪が鬱滞して熱化し，下焦に流入すると，気化作用がうまくいかなくなる。	湿熱の邪が溜まって結ぼれると，石を形成し，尿路を閉塞する。	湿熱の邪による損傷が血分に及ぶ，あるいは石の角による刺激，あるいは慢性病による陰虚火旺のため，絡脈が損傷する。	高齢により腎気が衰えると，気化作用が低下するため，膀胱の機能を統括できない。	慢性疾患により脾腎両虚となると，脾虚（水穀の精微を輸布できない）と腎虚（固摂機能の失調）によって清濁を分けられないため発症する。
弁病	熱淋	石淋	血淋	気淋	膏淋
主症	小便は頻回・熱痛・少量・黄色・混濁，小腹の膨張感	小腹および陰茎の膨張感・切迫感，耐えがたい刺痛，排尿は石が混じるため中断するが体位変換により通りがよくなる，感染あるいは石が脈絡を損傷すると血尿になる	血尿で，血の糸，あるいは血塊を伴う。わずかに小腹に膨張感・急迫感があり，熱感・渋り感・刺痛がある	排尿に力がない・小便が途切れ途切れに出る・ひどいときはポタポタと出る程度・尿意を頻繁に催す・少腹および会陰部に脹痛があり不快	小便はとぎ汁様に混濁し，油が浮き，綿状物が沈殿する。ときに凝塊の混合や，血の糸や血塊を伴うこともある。排尿しにくい

54

I．内科

兼症	悪寒・発熱・口が苦い・便秘	結石が尿路の中・上部にある場合は，腰部・腹部に激痛が生じ，ひどいときは顔色が蒼白・悪心・嘔吐・冷汗		腰がだるい・精神的疲労・倦怠感	口が乾く
舌脈	**舌診**：紅舌・黄膩苔	**舌診**：白苔あるいは黄膩苔 **脈診**：弦数	**舌診**：黄膩苔，あるいは紅舌で苔が少ない **脈診**：細弱	**舌診**：淡舌 **脈診**：細弱	**舌診**：白苔・やや膩苔 **脈診**：濡数
治則	疏利膀胱・利湿止痛				
	清熱利湿通淋	清熱利湿排石通淋	涼血止血清熱通淋	補中益気通淋	健脾益腎固渋通淋
配穴	膀胱兪・中極・陰陵泉・行間・太谿				
	合谷・外関	委陽・然谷	血海・三陰交	気海・百会	関元・足三里
施術法	瀉法	瀉法	瀉法	補法・灸法	補法・灸法
耳穴	膀胱・腎・交感・枕・腎上腺				
電気針	疏密波：腎兪・三陰交				

訳者解説

淋証には，さらに，老年になると精気が衰えて淋となる「老淋」や，淋証が長い間治癒しない，あるいは誤治によって脾腎陽虚となったところに，過労が誘因となって発病する「労淋」がある。いずれも，多くは虚証であり，「労淋」は主に淋症状のほか，排尿後に陰部の痛み・手足のだるさと無力・腰のだるさと痛みがあり，脾腎の虚損で起こる。

㉜ 癃閉（りゅうへい）

小便不通

「癃」とは尿が膀胱に貯留し，小便の量が少なく，小便が出にくくなり，下腹部が充満して隆起することを指す。「閉」とは膀胱の気機が閉塞し，小便が出ないことを指す。

参考 各種の原因による尿貯留

	虚証	実証
病機	加齢によって腎気が虚して，命門の火が衰える，あるいは中気不足のため膀胱の気化が衰える，あるいは排尿する力が衰えたため，小便が貯留する。	中焦の湿熱が膀胱に移行する，あるいは転倒による損傷や下腹部の手術などによって筋脈の血が滞り，膀胱の気化機能に影響して小便不通となる。
弁証	虚証	実証
主症	小便がダラダラと出てスッキリしない・排尿する力がない，ひどいときは尿がポタポタと出る程度，あるいはまったく出ない，下腹部が膨隆	小便がまったく出ない・下腹部が脹り急激に痛む
兼症	元気がなくオドオドしている・腰や足がだるく力が入らない・呼吸が弱々しく短い・大便は軟らかい	煩躁（はんそう）＊・口渇 外傷後・手術後から生じることもある
舌脈	舌診：淡舌・膩苔 脈診：細無力あるいは細緩	舌診：紅舌・黄膩苔 脈診：数
治則	温補脾腎・昇清降濁	清熱利湿・行気活血
配穴	気海・関元・脾兪・三焦兪・委陽・陰谷・腎兪	中極・膀胱兪・陰陵泉・三陰交
施術法	補法・灸法	瀉法
耳穴	膀胱・腎・三焦	
電気針	水道−曲骨	

訳者解説

中髎や次髎などの仙骨部の刺針が陰部神経支配領域を刺激し，排尿困難の症例に効果があるとされている。

Ⅰ. 内科

㉝ 遺精（いせい）

夢をみて精液を漏らすものを夢精、夢に関係なく精液を漏らすものを滑精という。往々にして頭痛・不眠・疲労感・腰がだるいなどの症状を伴う。

参考 神経衰弱・精巣炎・睾丸炎などによる遺精

項目	夢精		滑精	
病機	過度の精神的疲労により、心火が亢盛し、腎陰を消耗すると、虚火が精室〔精を貯蔵しているところ〕を乱す。	脂っこいものや味の濃いもの、辛いものを過食すると、湿熱が移行して、精室が不安定になるために起こる。	房事の不摂生あるいは慢性的な夢精によって腎気が損傷する。陰虚となると虚火が妄動して精室が乱される。	陽虚となると封蔵作用が失調し、精液をしっかりと貯蔵しておけなくなる。
弁病	夢精		滑精	
弁証	陰虚	湿熱	陰虚	陽虚
主症	次々と夢をみる・勃起しやすい・頻繁に遺精する、あるいは早泄*を伴う		夢をみずに遺精する・頻繁に滑泄*する、あるいは陽萎*を伴う	
兼症	頭暈*・耳鳴り・心煩*・不眠・腰がだるい・小便が黄色い		顔色が暗く白い・自汗*・息切れ・腰がだるく冷える・眩暈・耳鳴り・健忘	
舌脈	舌診：やや紅舌 脈診：細数	舌診：紅舌 脈診：細数		舌診：淡舌・白苔 脈診：沈細
治則	交通心腎・清熱利湿		補益腎気・固渋精関	
配穴	心兪・腎兪・中極・神門・大陵・三陰交		関元・腎兪・志室・太谿	
施術法	瀉法		補法・灸法	
耳穴	内生殖器・内分泌・心・腎・神門			
皮膚針	腰・仙骨部の督脈、膀胱経のところを選ぶ			

訳者解説

遺精は飲食の不摂生（味の濃いものの過食・過度の飲酒）により脾胃が傷られ、湿熱を生じることによって起こる（湿熱下注）。不眠・多夢・胸煩・小便後の不快感などを伴う。この場合は三陰交・足三里・陰陵泉・関元・脾兪・腎兪・小腸兪を使うとよい。

34 陽萎（ようい）

別名：陰萎

陽萎とは男性が性能力の衰退時期になっていないにもかかわらず，性欲欠乏・勃起しない・勃起しても硬くならないなどで性生活が正常に行えないものをいう。

参考 性的神経衰弱およびある慢性虚弱性疾患による陽痿

病機
- 過度の房事や手淫により腎気を損傷すると，命門火衰となるため，宗筋*〔ここでは陰茎〕が栄養されない。あるいは過度の恐れにより腎を傷って起こる。
- 湿熱が前陰部に注ぎ，宗筋が弛緩して起こる。

弁証
- 腎虚（命門火衰）
- 湿熱下注

主症
- 勃起困難・常に滑精*〔57頁参照〕する・精液が薄い
- 勃起しても硬くならない・勃起している時間が短い・早泄*することが多い・陰嚢が湿っぽい

兼症
- 頭暈（とううん）*・耳鳴り・心悸（しんき）*・息切れ・顔色が暗く白い・元気がない・腰や足がだるく力が入らない・畏寒・四肢の冷え
  - 舌診：淡舌　脈診：細弱
- 下肢がだるくて重い・小便は黄もしくは濃い黄色
  - 舌診：黄膩苔　脈診：濡数

治則
- 補益肝腎（補胃壮陽）
- 清利湿熱

配穴
- 関元・三陰交・腎兪・命門
- 関元・三陰交・八髎・陰陵泉

施術法
- 補法
- 瀉法

訳者解説

心脾両虚によって生じることもあり，思慮過度により動悸・息切れ・多夢・食欲不振・精神不安定・夜に寝るのが不安・顔色が悪い・淡舌・細脈を伴う。配穴は中極・心兪・脾兪・命門・神門などを用いる。また，肝鬱により生じ，性交時に焦り・イライラ・不安となって起こり，不眠・胸脇の脹り感・弦細脈を伴う。配穴は太衝・関元・心兪・肝兪・志室などを用いる。あるいは，恐れ・驚きによって生じ，精神的に疲れ，気が小さくビクビクし，疑い深くなる。動悸・不眠・淡青舌・薄膩苔・浮細脈を呈する。配穴は三陰交・丘墟・内関・心兪・胆兪・腎兪などを用いる。

Ⅰ．内科

㉟ 落枕（らくちん）

別名：頸部傷筋〔寝違え〕

落枕とは急性単純性後頸部強直性疼痛，および頸部の可動制限があるものを指す。成人に多くみられ，老人の場合は頸椎病変を反映していることが多い。反復発作を特徴とする。

参考 後頸部の使いすぎ・後頸部の蜂窩織炎・頸部筋のリウマチ・後頭神経痛・頸椎症などによる斜頸

病機 多くは睡眠時に無理な姿勢で寝ていた，あるいは頸部の突然の捻転により，経脈の局所で気血が阻滞して生じる。

主症 一般的には，朝の起床時，一側の後頸部が突然強直し，前屈・後屈・側屈・回旋ができず，患部がだるくて痛み，同側の肩背部および上肢に放散する。局部の筋肉が痙攣し，圧痛は明らかだが，発赤・腫脹・発熱はなく，温めることを好み，冷やすことを嫌い，頭痛を伴う

弁病 傷筋

治則 祛風通絡・散寒舒筋

配穴 外労宮・阿是穴・後谿・懸鐘

施術法 瀉法・灸法

耳穴 頸・頸椎・神門

抜罐 後頸部・肩背部の圧痛点

皮膚針 後頸部・肩背部の圧痛点

訳者解説

①落枕は寝違えを含むもので，百会・後谿・中渚などで功を奏することがある。

②頭を動かしたときのみ痛みや突っ張り感を自覚する場合は経筋病であり，異常のある経絡流注上の末梢の滎穴や兪穴への刺針も有効である。

36 漏肩風（ろうけんふう）

五十肩
漏肩風は，一側あるいは両側肩関節の重だるさ・疼痛・運動制限を主症とする。多くは過度の疲労に，風寒の邪気が乗じて，肩の筋脈に侵襲して起こる。患者の年齢は50歳前後が多い。

参考 肩関節周囲炎

病機
営衛が虚弱で，筋骨が衰えたところに，局所的に風・寒・湿邪を受ける，あるいは疲れているときに肩の筋を違える，あるいは同側の側臥位で寝てばかりいると，筋脈が長期間圧迫されるため，気血が阻滞し，通じなくなって疼痛が生じる。

| 主に風邪が勝る | 主に寒邪が勝る | 主に湿邪が勝る |

主症
初期のだるい痛みは，頸部および上肢全体に放散，手指の痺れと腫脹，昼は緩解し夜はひどくなる，患側は風寒を嫌がる，肩関節が硬くなり，挙上・外旋・伸展運動が制限される。慢性化すると，患部は軽度に腫脹し，関節が硬くなり，腕を上げられなくなる。ひどいときは患側の筋肉が萎縮する。

| 肩痛が後頸・背部・手指に響く | 肩痛がひどく，温めると緩解する | 肩痛の部位は一定，腫脹し，押さえられるのを嫌がる |

治則　祛風散寒化湿・通経活絡止痛

配穴　肩髃・肩貞・臂臑・曲池・外関・条口

肩の内側痛には尺沢・太淵を加える。外側痛には後谿・小海を加える。中央部の痛みには合谷・列欠を加える。

施術法　瀉法・灸法

耳穴　肩・鎖骨・神門

訳者解説

①漏肩風は痺証の一種である。
②肩関節前面が痛むものは手の太陰経筋・手の陽明経筋，肩関節側面が痛むものは手の少陽経筋，肩関節後面が痛むものは手の太陽経筋に，それぞれ異常を認めることが多い。各経に関連する滎・兪穴に切皮程度の刺針，もしくは皮内針を行うとよい。
③運動制限を伴うものは運動療法を積極的に併用しなければならない。
④子午の陰陽関係から腎虚が進むと大腸経が実しやすくなる。この場合は腎虚をまず調整する必要がある。頑固な五十肩はこのタイプに多い。

I．内科

㊲ 捻挫（ねんざ）

捻挫とは，四肢関節や体幹部の軟部組織（皮膚・筋肉・腱・靱帯・血管など）の損傷のことをいう。ただし，骨折・脱臼・裂創といった損傷症状はない。損傷部位としては肩・肘・腕・腰・大腿・膝・足が多い。

病機　激しい運動や重いものの挙上・転倒・牽引，および過度の捻転などによって筋脈損傷や関節の動きの悪化が起こり，局部の経気運行が阻害されるため，気血が滞って発症する。

主症　捻挫部位は脹れて痛み，皮膚は赤く腫れ青紫色になり，関節の可動制限が生じる。

兼症　新しい損傷で，局部の腫脹と筋肉の圧痛が軽度のものは軽症である。局部が発赤し腫れがひどく，関節の曲げ伸ばしができないものは重症である。古い損傷は，脹れが目立たず，持続性の疼痛を呈し，風寒湿の邪が盛んになる場合，あるいは過度の疲労による場合に繰り返し捻挫を引き起こすことがある。

弁病　傷筋

治則　舒筋通絡・活血祛瘀

配穴
- 肩部：肩髃・肩髎・肩貞
- 股部：環跳・秩辺・承扶
- 肘部：曲池・小海・天井
- 膝部：膝眼・梁丘・承扶
- 腕部：陽池・陽谿・陽谷
- 足部：解谿・崑崙・丘墟
- 腰部：腎兪・腰陽関・委中

施術法　瀉法，あるいは三稜針による瀉血。慢性の損傷に対しては置針に灸を加える〔灸頭針〕，あるいは温針を用いる。

耳穴　相応部位・皮質下・神門・腎上腺

灸法　艾条灸〔棒灸〕・生姜灸・阿是穴（慢性の損傷に用いる）

刺絡・抜罐　患部

訳者解説

①受傷時，急性時に病院や医院で骨折や筋・靱帯の断裂などの異常がないとされても，針灸治療で症状がまったく変化せず，または症状が悪化するものは，再診を勧めるべきである。

②慢性，陳旧例では，経筋病として疼痛部位と関連する末梢の滎穴や兪穴に刺針するだけでも効果的な場合が多い。

38 腰痛（ようつう）

腰痛とは腰部の疼痛を指し，臨床の場ではよくみられる症状である。多くの疾病が腰痛を引き起こす可能性をもっている。

病機	風寒湿の邪が経絡を侵襲するため気血阻滞を引き起こす。	捻ったり，ぶつけたりしてまだ完治していないか，あるいは損傷を繰り返すことにより，経筋・絡脈が損傷するため，瘀血凝滞を引き起こす。	過労により，腎精を消耗すると，腰部の筋脈が濡養を失う。	
弁病弁証	寒湿阻滞	血瘀	腎虚	
主症	腰部が重く痛む・だるく痺れる，あるいは腰部がひきつれて前後に屈伸できない，あるいは腰痛が臀部や大腿部にまで放散する。慢性化すればときに軽くときに重い。腰部の冷え，雨風や寒さに当たれば特に症状がひどくなる。	疲れすぎると腰痛が生じる・腰部のこわばり，あるいは突っ張り感がある・疼痛は固定性・寝返りを打つとひどくなる。	腰部が鈍く痛む・だるくて力が入らない。	
			腎陽虚の症状・精神的疲労・腰部の冷え・滑精*・脈沈	腎陰虚の症状・虚煩*（きょはん）・小便黄色・紅舌・脈細数
治則	疏通経絡・補益腎気			
配穴	腎兪・腰陽関・阿是穴・委中			
	命門・陰陵泉	膈兪・水溝・次髎	命門・志室・飛陽・太谿	
耳穴	腰椎・骶椎・腎・神門			
刺絡抜罐	阿是穴・委中			

I. 内科

訳者解説

①寒湿だけでなく，湿熱による腰痛もあり，腰部に熱感を伴う。雨天や暑湿で悪化する・運動後に痛みや動きが楽になる・小便の量が少なく濃い・黄膩苔・脈濡数。配穴は復溜・陰陵泉・腎兪・三焦兪・大腸兪・飛陽などを用いる。

②腰痛には片側のみ強く痛むものや腰部外側が痛むものがあり，肝胆経の異常によるものが多い。配穴は地五会・足臨泣・外関・陽陵泉などを用いる。

③風寒の邪に侵され，肌表・膀胱経・督脈の経気の運行が阻まれて，腰痛が生じる（風寒腰痛）。急な腰背部のこわばった痛みやひきつった痛みがあり，悪寒や発熱，あるいは頭痛や項部のこわばりを伴う。症状が強い場合は，全身の関節が痛む・薄白苔・浮緊脈。治則は辛温解表。配穴は合谷・外関・肺兪・風門もしくは風池・風府。

④風雨にさらされたり，水田や川の中に長く浸かり仕事をしたりすると，風湿の邪に侵されるために腰痛が生じる（風湿腰痛）。腰が重だるく痛み，腰背部はひきつり，曲げ伸ばしができない。はなはだしいときは顔面や手足がむくむ・薄膩苔・浮緩脈。治則は祛風利湿。配穴は合谷・申脈・足三里・陰陵泉。

⑤もともと痰湿の邪が体内にあり，さらに外湿を感受したために腰痛が生じる（湿痰腰痛）。腰部が冷えて痛み，腰が重く感じる，背部や脇部が引っ張られ，雨天時には腰痛が強くなる，あるいは下痢をする・白膩苔・滑脈。治則は祛湿化痰。配穴は合谷・大椎・豊隆・陰陵泉・足三里。

⑥脾虚によって痰湿が内生して起こる腰痛もある（脾虚腰痛）。腰が重く痛む・顔色が白い・食欲がない・味がしない，あるいは水様便・白膩苔・滑もしくは濡脈。治則は健脾利湿。配穴は公孫・中脘・天枢・足三里・陰陵泉・脾兪。

⑦精神的なストレスや抑うつなどにより，肝気が停滞して生じる腰痛もある（肝鬱腰痛）。腰と脇腹部に脹痛があるが，一定の所にはないという遊走性の痛みである。薄苔・弦細あるいは沈弦。治則は調肝行気。配穴は太衝・合谷・臨泣・期門。

⑧ぎっくり腰の針治療として，急性腰痛300例の臨床報告がある。それによれば，腰痛の病態を局所の気血が滞って経脈の気が通じない状態と考え，部位と病状別から3分類し，それぞれ後谿・人中・腰腿点に刺針してその有効性をみた（『中医臨床』16(3)：88-90, 1995）。

（1）太陽経腰痛：脊柱起立筋・腰背筋膜の損傷で，後谿が有効である。

（2）督脈経腰痛：棘間靱帯損傷で，初診患者には選穴しにくいが，人中穴が有効である。

（3）太陽・少陽経腰痛：腰部から殿部，下肢外側に疼痛，腰をひねると痛みがでるものには，腰腿点が有効である。

　なお，われわれの治験によれば，必ずしも左右のツボを行わなくても，ツボの反応が明確な側を選穴すると効を奏する場合が多い。

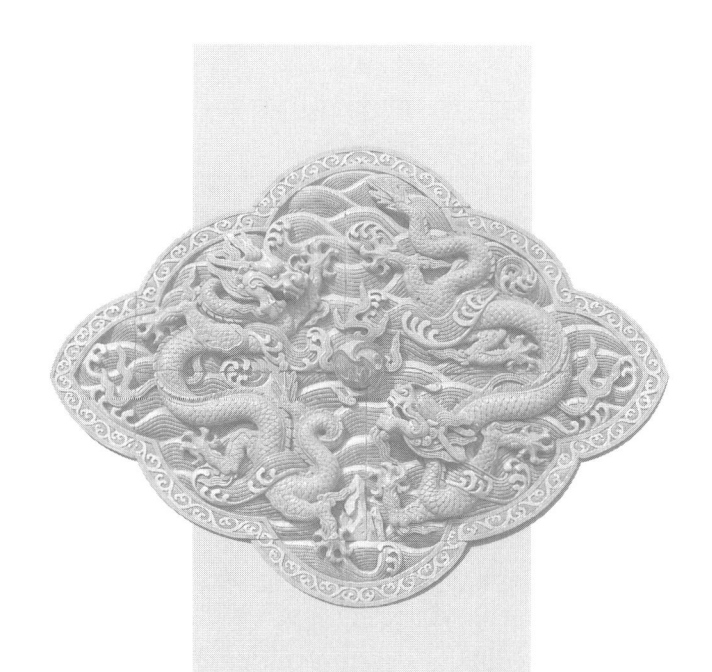

II. 外 科

① 乳癰（にゅうよう）

乳癰は，乳房部の急性化膿性の感染を指す。多くは初産や産後1カ月に満たない授乳中の女性に発症する。

参考 急性化膿性乳腺炎

病機：常に味の濃いものを食したため，胃経に熱が蓄積する。あるいは憂慮や怒りにより肝気が塞ぎ結ぼれる。あるいは乳頭が傷つき，外邪の火毒が侵入すると，乳房の脈絡が閉塞して，乳汁がうまく分泌されず，火毒と鬱積した乳汁が互いに凝結するため，赤く腫れて癰*となる。

弁証：胃熱 ／ 気鬱（肝気鬱結）

主症：はじめは乳房が赤く腫れ，熱く痛む。乳汁がうまく分泌されない。体調が悪く，寒熱往来がみられる。化膿すると乳房部の諸症状が重くなる。硬い塊が徐々に軟らかくなるのは，膿がすでに成熟していることを示す。排膿がうまくいけば，潰れたのちに腫れは消え，痛みも減り治癒する。

	胃熱	気鬱（肝気鬱結）
兼症	口渇・水を飲みたがる・口臭・便秘	胸悶*・脇痛
舌脈	舌診：黄膩苔 脈診：弦数	舌診：薄苔 脈診：弦
治則	清熱散結	疏肝散結
配穴	膺窓・下巨虚・豊隆・温溜	期門・行間・内関・天池・肩井

施術法：瀉法

耳穴：胸・胸椎・内分泌・腎上腺・胃・肝

灸法：隔物灸（葱*・大蒜）：患部に施灸

皮膚針：第7頸椎から12胸椎間の反応点

訳者解説

①乳汁が停滞する場合は，膻中・少沢あるいは厥陰兪を配穴すると効果があるとされている。
②胃熱に対しては内庭，外・内庭（第三中足指関節の前外側陥凹部）も有用である。

Ⅱ. 外科

❷ 乳癖（にゅうへき）

乳癖は，女性の乳房部によくみられる慢性腫瘤で，多くは中・老年の女性にみられる。

参考 乳腺小葉増殖・乳腺嚢胞性過形成症

病機　憂慮や怒りにより肝の条達*機能が失われ，気血が失調すると，痰湿が乳絡に阻滞して起こる。あるいは肝腎虚損となって，乳絡を養えないことによる。

弁証

| 肝鬱気滞 | 痰濁阻絡 | 肝腎陰虚 |

主症　乳房部に光沢があり，滑らかな動きのある腫瘤が1つから数個あり，一般的に疼痛を感じない，あるいは少し脹痛がある。皮膚と癒着せず，変色・発熱・ただれはない。腫瘤の消長は感情によって左右されやすい。

兼症

| 頭暈*・胸悶*・げっぷがよく出る・両脇・少腹部の脹痛・月経不調 | 眩暈・悪心・胸悶・脘痞*・少食・便溏*・痰や涎が出る | 午後潮熱*・精神的疲労・頬が赤い・頭暈・耳鳴り・腰背部がだるく痛む・月経量が少なく早まる |

舌脈

| 舌診：薄苔
脈診：弦 | 舌診：膩苔
脈診：滑 | 舌診：紅舌
脈診：細数 |

治則

| 疏肝理気 | 化痰通絡 | 滋補肝腎 |

配穴

| 屋翳・膻中・内関・太衝 | 膺窓・膻中・中脘・脾兪・豊隆・足三里 | 乳根・腎兪・水泉・蠡溝・三陰交・肝兪 |

施術法

| 瀉法 | 瀉法 | 補法 |

耳穴　内分泌・胸・胸椎・肝

訳者解説

①肝鬱を除去することが重要である。
②肝胃不和や肝脾不和から生じる場合が多い。
③頑固な腫瘤は血瘀による場合があり，三陰交・膈兪などを併用するとよい。

❸ 癭気（えいき）

癭気は，精神的抑うつ・飲食の不摂生・環境の不適により，気滞・痰凝・血瘀が引き起こされ，頸部に結ぼれるため，頸部が腫大する。一般に気癭・肉癭・筋癭・石癭に分ける。ここでは気癭について示す。

参考 甲状腺腫・甲状腺がん・甲状腺炎

病機
精神的抑うつにより肝の条達機能が失調し，気滞・痰凝・血瘀の3者が互いに頸部に結ぼれる。あるいは飲食の不摂生・環境の不適により脾の運化機能が失調すると，湿を生み痰となり，気血が鬱滞するため，頸部の経絡が塞がる。

弁証　陰虚火旺　／　気陰両虚

主症
頸部が太くなり，腫脹あるいは結塊を生じ，皮膚につっぱりがなく，色は不変で，長期間消えにくく，ただれない。

兼症
初期は全身症状が明らかでない。その後，煩躁*・怒りっぽい・心悸*・多汗・五心煩熱*などの症状が現れる。

陰虚火旺	気陰両虚
羸痩（るいそう）・腹が減りやすく多食・不眠・多汗	息切れ・力が入らない・便溏（べんとう）*・食欲不振・顔色が黄色・自汗（じかん）*

舌脈
- 陰虚火旺　舌診：紅舌・苔が少ない　脈診：細数
- 気陰両虚　舌診：淡舌・潤いが少ない　脈診：細弱

治則　滋陰瀉火　／　益気養陰

配穴
- 膻会・気舎・間使・太衝・太谿
- 合谷・天鼎・水突・関元・照海・足三里

施術法　補瀉ともに施す　／　補法

耳穴　頸・新・肝・腎・縁中・内分泌・神門・皮質下

Ⅱ. 外科

❹ 腸癰（ちょうよう）

別名：縮脚腸癰（しゅくきゃく）

右下腹部の疼痛が主症状であり，かつ右下肢をまっすぐに伸ばすことができないことが特徴である。

参考 急・慢性盲腸炎，虫垂炎

病機 常に脂っこいものや味が濃いものを食べると，腸間に湿熱が蓄積する。あるいは満腹後に激しい運動をすると，腸絡を損傷する。あるいは寒邪を感受し，鬱滞して熱性病変に変化すると，腸腑の伝導機能が失調し，気血が滞り，肉が腐って膿になる。

主症 初期は，臍の周りに痛みが起こり，すぐに右下腹部に痛みが移る。押すと痛みが激しくなり，痛むところは固定している。右下肢を屈曲し，伸ばすことが難しい。

兼症 発熱・悪寒・悪心・嘔吐・便秘・尿が黄色い・薄い黄膩苔・脈数有力・ひどいときは腹痛で按じられるのを嫌がる・腹部の皮膚が拘急（こうきゅう）＊・壮熱（そうねつ）＊・自汗（じかん）＊・局部は腫瘤を触れることができる

治則 清熱消腫・活血導滞

配穴 天枢・上巨虚・地機・蘭尾・合谷

耳穴 蘭尾・大腸・小腸・神門

訳者解説

①膿癰（熱毒）に転化しやすいために，すぐに外科などに紹介する必要がある。

②蘭尾穴（足三里の下2寸）の瀉法を行うのもよい。

③蘭尾穴から下巨虚穴にかけて，膨隆・硬結・圧痛を生じやすく，炎症が治癒するとツボの反応も減少することが多い。

❺ 痔瘡(じそう)

肛門部に小さな突出があるものを痔という。内痔・外痔・混合痔に分けられる。腫れて痛む・瘙痒・分泌物の排出・出血などの症状を伴うため，痔瘡という。

病機　長い間，座ったり，立ったり，重いものを持ったりすることにより，あるいは慢性下痢や，出産により中気が下陥し，筋脈が緩む。あるいは辛いもの・味が濃いものを特に好んで食べると長期間の便秘となるため，湿熱と濁気が肛門に蓄積して結ぼれ，痔疾が起こる。

内痔　内痔は肛門の歯状線上に発生する。はじめは痔核が非常に小さく，質は柔軟で，瘡の表面は鮮紅あるいは青紫色であり，常に大便時に摩擦されるため出血する。あるいは噴き出すように出血する。あるいはポタポタと滴って止まらない。
もし脱出した痔核が元に戻らないと，嵌頓(かんとん)や感染により，激痛・腫脹・潰爛(かいらん)・壊死を発生する，あるいは化膿して痔瘻(じろう)〔肛瘻〕が続発する。

外痔　外痔は肛門の歯状線より外方に発生する。皮膚弁が次第に増大して，これを押すと質は比較的硬く，光滑状を呈し，一般的には疼痛はなく，また出血しない。まれに炎症時に疼痛を覚える。炎症が消失しても，皮膚弁がそのまま存在する。

弁証　湿熱瘀滞　／　気虚下陥

兼症
- 湿熱瘀滞：便秘・下血
- 気虚下陥：痔核が肛門の外に脱出して戻らない・肛門の墜脹感・息切れ・話すのがおっくう・食欲不振・倦怠感

舌脈
- 湿熱瘀滞：舌診：紅舌・黄苔　脈診：細数
- 気虚下陥：舌診：淡舌　脈診：弱

治則　清熱消瘀　／　益気昇陥

配穴
- 清熱消瘀：次髎・長強・会陰・承山・二白(にはく)＊・商丘・三陰交
- 益気昇陥：次髎・百会・神闕・関元兪・足三里

訳者解説

① 気滞血瘀・寒凝血瘀といった血瘀による痔瘡もある。この場合は，合谷・三陰交・委中・血海・膈兪・脾兪・腎兪などを用いる。
② 痔の出血には尺沢，痔の痛みには孔最(灸)が特効穴となっている。また，仙骨部(次髎・中髎など)への刺針も効果がある。
③ 脱肛には百会の灸も有用である。

❻ 疔瘡（ちょうそう）

疔瘡は，顔面・手・足部に好発し，はじめは形が小さくて根が深く，釘のように硬いことから，疔瘡と呼ばれる。発病部位と形状の違いからそれぞれ，人中疔〔水溝に発病〕・蛇頭疔（手指に発病）・紅絲疔（赤い糸状にまん延する）・虎口疔〔合谷穴に発病〕・下唇疔・鼻疔などと呼ばれる。

病機　常に脂っこいものや味の濃いものを食べすぎたり，酒を飲みすぎたりして臓腑に熱が蓄積すると，毒が体内から発する。皮膚が不潔，あるいは損傷して，邪毒が外から侵襲し経絡に流入したため，気血が阻滞する。ひどいときは，熱毒が盛んになり，体内から臓腑を攻めるため危険な状態となる。

初期　粟粒のようで，色は白黄あるいは赤紫である。あるいは水泡や膿疱ができ，根が釘のように硬く，痒みや痺れを自覚するが，痛みはわずかである。

中期　赤く腫れ灼けるように痛み，腫れが広がると疼痛がひどくなる。多くは悪寒・発熱を伴う。**舌診**：紅舌　**脈診**：脈数

極期　壮熱*・煩燥*・眩暈・嘔吐・意識喪失。これらは邪毒が内を攻めた現象であり，一般に「疔瘡走黄」と称する。

治則　清熱解毒

配穴　身柱・霊台・合谷・委中

施術法　瀉法あるいは瀉血

耳穴　神門・腎上腺・皮質下・枕・相応部位

訳者解説

①敗血症を来しやすいことから，不用意な針灸治療はけっして行わない方がよい。

②『針灸大成』では，合谷・曲池・三里を用いており，『針灸逢源』では，面口に合谷，手上に曲池，背上に肩井・委中・三里を用いている。

❼ 纏腰火丹（てんようかたん）

別名：蛇丹（じゃたん）・帯状疱疹
纏腰火丹は，皮膚上に群集した数珠（じゅず）のような水疱が出現し，激烈な疼痛を伴う皮膚病である。帯状に分布し，多くは腰部に巻きつくように発生し，胸部や顔面部にも発生する。春・秋季に発病率が比較的高い。

病機	風火の邪が少陽・厥陰経脈を犯し，肝経に鬱滞した火邪が皮膚にこもり結ぼれる。	湿毒に感染し，太陰・陽明経脈に留まり鬱滞すると，脾経の湿熱が皮膚に浸出する。
弁証	肝胆鬱火	脾経湿熱
主症	初期は皮膚が赤くなり，続けて密集して群を形成した大小不均等の丘状疱疹が出現する。短期間で小さな水疱を形成し，水疱は群をなして帯状に並ぶが，疱疹群の間の皮膚色は正常である。帯・索状に刺痛・灼熱痛を伴う。2〜3週間後に乾燥して痂皮（かひ）を形成し，痂皮が消退すると治癒する。治癒後に瘢痕（はんこん）は残らないが，一部の人には疼痛が残り，比較的長期に渡り痛みが生じる〔ヘルペス後神経痛〕。	
兼症	多くは腰肋部に発症する。頭痛・眩暈・顔色が赤い・目が充血・心煩（しんはん）*・怒りっぽい・口が苦い・尿が黄色	多くは胸部あるいは顔面部に発症する。水疱が破綻して液が滴る・脘痞（かんひ）*・食欲不振・疲れて力が出ない
舌脈	舌診：黄苔 脈診：弦数	舌診：黄膩苔 脈診：濡数
治則	清泄肝火	清利湿熱
配穴	外関・太衝・支溝・陰陵泉・合谷・俠谿	曲池・血海・陰陵泉・三陰交・内庭・合谷・風池
施術法	瀉法　局部を取り囲むように刺す	
耳穴	肝・脾・内分泌・腎上腺・神門・相当部位	

Ⅱ. 外科

訳者解説

①火邪や湿熱に対して清熱を行う方法として，罹患部と関係する夾脊穴に単刺する。

②局所への刺針の際に，水疱を破損しないように注意する。水疱が破けると感染が広がりやすくなる。

③痛みは皮膚表面（知覚神経の自由終末）が侵されて生じるため，深刺する必要はあまりない。したがって，知覚神経の走行を考慮して横刺すると鎮痛を得やすい。

④罹患部を取り囲むように施灸しても有効である場合が多い。

⑤帯状疱疹は，肝胆経の鬱火や脾経湿熱が内蘊して生じ，多くは実熱証を呈する。帯状疱疹の発症後には疼痛が残るため，生活や仕事に影響し，また慢性化することが多いので，陰血を消耗して虚実夾雑となる。

⑥帯状疱疹には，正気の虚が基本となって生じる血虚風燥・気虚血瘀・脾虚湿盛などがある。

1）血虚風燥は，慢性病や老化・栄養不足などにより血虚となって生じる。痛みが癒えず，皮膚は暗紅色・夜間痛を伴う・健忘・不眠や頭のふらつき・紅舌で苔が少ない・細数脈。配穴は合谷・太衝・三陰交・足三里・血海・膈兪・肝兪・脾兪。

2）気虚血瘀は，慢性病や老化などで気虚があり，血や津液がめぐらないため，血瘀や湿濁が生じて起こり，老人の虚弱者に多い。水疱は少ないが深紅色で，疱疹後も刺痛が残る，暗淡舌・薄白苔・沈細もしくは沈緩脈。配穴は中脘・関元・足三里・三陰交・血海・膈兪。

3）脾虚湿盛は，味の濃いあるいは脂っこい食事を過食，過度の飲酒などで内湿が生じて起こる。疱疹は淡紅もしくは黄白色の水疱で徐々に生じ，軽い痛みを伴う。食欲不振，食後膨満感，軟便，淡舌・胖嫩舌，白膩苔，緩・滑脈。配穴は太白・陰陵泉・足三里・中脘・天枢・脾兪。

❽ 湿疹（しっしん）

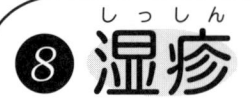

湿疹はよくみられる皮膚病である。顔面部にできるものを「乳癬（にゅうせん）」と呼び，これは新生児湿疹のことである。耳部にできるものを「旋耳風」，陰嚢部にできるものを「腎嚢風」，肛門にできるものを「肛門圏癬（けんせん）」，四肢・肘・腋窩・膝窩にできるものを「四湾風（しわんふう）」という。

病機：風・湿・熱邪が肌表に侵襲し，経絡が阻滞されたために起こる。急性は湿熱を主とする。もし治療せずに慢性化すると，血虚から内風や内燥を生じるために皮膚は濡養を失い，慢性湿疹になる。

弁証：湿熱 / 血虚

主症：
- 湿熱：はじめは紅斑・丘疹・水疱が生じ，鮮紅色で痒く，掻いて破綻したのちびらんし，液が滲出する。その後は痂皮を形成し，落屑（らくせつ）して治癒する。治癒しない場合は慢性化する。
- 血虚：病状が反復し，経過が比較的長い。皮膚が損傷したところは，色が暗く褐色となり，粗く肥厚し，掻痒して落屑し，辺縁が明瞭である。

兼症：
- 湿熱：腹痛・腹瀉・小便が少量で濃い・身熱・頭痛

舌脈：
- 湿熱：舌診：薄苔あるいは黄膩苔／脈診：浮数あるいは滑数
- 血虚：舌診：淡舌・薄白苔／脈診：細弦

治則：清泄湿熱 / 養血潤燥

配穴：
- 湿熱：陶道・大椎・曲池・肺兪・陰陵泉
- 血虚：足三里・三陰交・大都・郄門・神門・血海

施術法：瀉法 / 補法

耳穴：肺・神門・腎上腺・肝・皮質下

灸法：患部に棒灸を用いて燻し，皮膚が発赤するまで行う

訳者解説

痒みが強い場合は肝鬱が生じやすいため，合谷・太衝などの配穴が必要である。また，痒みの常用穴である風市や治痒（ちょう）＊を加えるとよい。

Ⅱ. 外科

❾ 風疹（ふうしん）

別名：蕁麻疹（じんましん）・癮疹（いんしん）・風疹塊

風疹はよくみられる皮膚病であり，その特徴は皮膚上にできる鮮紅色あるいは蒼白色の瘙痒性・斑状の発疹で，風に当たると発症しやすい。急性の場合は短期に発症して，多くは治癒する。慢性の場合は反復して発症し，ひどいときには経過が長く治癒しにくい。

病機	腠理が空虚であると，風邪が侵襲し，外に達することができずに肌表を塞ぐため，血分に蓄積して発症する。	脂っこいものや味が濃いものを特に好んで食べる。あるいは魚やエビ・カニの類に弱いと，胃腸に熱が蓄積して腑気が通じなくなるため，内から排泄できず，肌表に鬱滞して発症する。
弁証	風邪外襲	腸胃積熱
主症	皮膚に突然赤色あるいは白色の発疹が出現して，塊や斑状をなし，搔くと膨らむ。この風疹の起伏や密度は一様でない。発病は迅速で，消退も速い。咽喉部に発症すれば呼吸困難となり，ひどいときは窒息するようになる。	
兼症	発病は急激で，発熱・悪風・身体痛・咳嗽・四肢や身体がだるく痛む	上腹部の疼痛・嘔吐・食欲不振・大便が硬いあるいは泄瀉
舌脈	舌診：薄白苔　脈診：浮緩	舌診：黄膩苔　脈診：滑数
治則	散風和営	清胃和営
配穴	合谷・大椎・魚際・外関・風池	曲池・足三里・血海・天枢・委中・膈兪
施術法	瀉法 皮膚針を用いる	瀉法
耳穴	神門・肺・枕・内分泌・腎上腺	

訳者解説

肩髃の灸も奏功することが多い。

⑩ 牛皮癬（ぎゅうひせん）

患部の皮膚が肥厚して硬くなる。
参考 神経性皮膚炎・皮膚角化症

病機　風・湿・熱という3つの邪気が皮膚経絡に蓄積すると，流れが阻まれる。これが長期化すると，営血を消耗・損傷血虚となる。血虚から内風や内燥が生じ，皮膚経絡は濡養を失う。そのため患部の皮膚は粗くなり，落屑（らくせつ）する。

主症　多くは頸部・肘窩・膝窩・上眼瞼および大腿内側などの部位に発症する。局部の表皮は損傷されて厚くなり，淡褐色あるいは深褐色を呈する。突然強烈な痒みが生じ，夜間や，情緒が不安定なときにひどくなる。病変の周囲は掻き痕と血痂〔出血後の痂皮（かひ）形成〕がみられる。

弁証　　湿熱　　／　　血虚

兼症
- 湿熱：病期が比較的短い。患部の皮膚疹に潮紅・びらん・血痂を伴う。
- 血虚：病期が比較的長い。患部が乾燥し，肥厚して落屑する。牛皮のような状態。

舌脈
- 湿熱：舌診：薄黄苔／脈診：濡数
- 血虚：舌診：薄苔／脈診：細

治則
- 湿熱：清熱利湿
- 血虚：養血潤燥

配穴
- 湿熱：風池・太淵・陽陵泉・太白・患部
- 血虚：曲池・膈兪・血海・三陰交・患部

施術法
- 湿熱：瀉法　局部を囲刺〔取り囲んで刺す〕する
- 血虚：補法　局部を囲刺する

耳穴　肺・脾・肝・腎上腺・神門・皮質下

Ⅱ. 外科

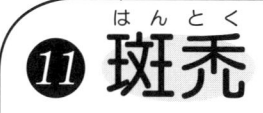

⓫ 斑禿（はんとく）

別名：油風〔円形脱毛症〕
斑禿は精神の過度の緊張によって引き起こされ，頭皮部に突然斑状の脱毛を生ずる。重症時には頭髪がすべて脱落し，さらにひどくなると眉毛・腋毛・陰毛なども脱落する。

病機	平素から体質が陰虚であったところに，肝腎不足となって，血が皮膚を栄養できなくなる。そこに風邪が虚に乗じて侵入し，風邪が勝って血燥となる。	憂慮や怒りによって肝気が鬱結すると，気滞血瘀になり，髪が栄養されなくなる。
弁証	血虚証	血瘀証
主症	頭髪が非常な速さで斑状に脱落し，円形あるいは不規則な形をとる。大きさや数は一様ではなく，皮膚は平滑で光沢がある。	
兼症	頭暈（とううん）*・不眠	顔色が暗い
舌脈	舌診：淡紅舌・薄苔　脈診：細弱	舌診：紫舌・瘀点　脈診：渋
治則	養血潤燥	活血化瘀
施術法	補法	瀉法
配穴	百会・風池・膈兪・血海・足三里・三陰交・患部	
灸法	艾条灸〔棒灸〕：患部	
皮膚針	患部	

訳者解説

①血虚証には肝腎陰虚の治療を行う。配穴は太衝・然谷もしくは照海・三陰交・膈兪・肝兪・腎兪で補法を行う。ただし，虚火上炎がある場合は太衝・風池に瀉法を施す。
②血瘀証には，気滞血瘀もしくは肝鬱の治療が必要である。配穴は合谷・太衝・三陰交・陽陵泉・膈兪・肝兪に瀉法を行う。
③上記のほかに，精神的ストレスにより，突然に円形もしくは楕円形に限局した脱毛が起こるのは，血熱生風である。自覚症状がない・イライラ・口が渇く・便秘・尿色が淡い・紅舌・数弦滑脈という症状を呈する。内関・通里への瀉法，太谿・三陰交への補法が効果的である。

⑫ 脱疽(だっそ)

脱疽の多くは四肢末端に発症し，下肢に多くみられる。もし潰爛(かいらん)して長期間癒合しないと，指（趾）骨が脱落する。

参考 閉塞性動脈硬化症などによる脱疽

病機	精神的なストレスによる内傷から，肝腎の精気が不足となったところに，寒湿の外邪を感受すると，経絡が阻滞して血行障害となり，寒湿が長期間鬱滞して熱性病変となる。たばこ・酒・脂っこいもの・味の濃いものを偏って多く摂取すると，熱が経絡の流れを阻害し，肉が腐り膿となる。		
弁証	気滞血瘀	熱甚傷陰	気陰両傷
主症	疾病の初・中期にみられる。患肢に畏寒・痺れ・刺痛があり，はじめに間欠性跛行(はこう)が出現し，跌陽脈(ふようみゃく)*の拍動は無力。そののちは，局部の皮膚の冷感・持続性の疼痛・筋萎縮・歩行困難・足背部の皮膚色が紫色・うぶ毛の脱落・足の爪の肥厚化・跌陽脈の消失や減弱がみられる。	疾病後期にみられる。患肢の皮膚色は暗紅で，肌肉が栄養されないため，筋は萎縮し，潰爛する。また，激烈な疼痛で一晩中眠れず，跌陽脈は消失する。	疾病後期にみられる。筋肉が壊死し，骨が脱落する。
兼症	頭暈(とううん)*・腰痛	発熱・口が乾く・食欲不振・便秘・小便は濃い黄色	顔色萎黄・羸痩(るいそう)・精神的疲労
舌脈	舌診：紫舌・白苔 脈診：沈細にして遅	舌診：紅舌 脈診：細数	舌診：淡舌・薄苔 脈診：緩
治則	活血通絡	滋陰清熱	益気養陰
配穴	膈兪・関元兪・気海・足三里・三陰交・商丘・丘墟・照海	関元・太谿・足三里・太淵・血海・少府	

| 施術法 | 瀉法 | 補瀉兼用 | 補法 |

| 耳穴 | 交感・腎上腺・腎・肝・内分泌・枕・心・皮質下・相応部位 |

訳者解説

①本症の初・中期が針灸の一般的な適応範囲であるが，早期に必ず医療機関へ受診を勧めるべきである。

②本症の初・中期で下肢に症状がある場合，下肢後面の通電刺激が効果的である。

③瘀血を悪化させないようにしなければならない。

⓭ 扁平疣贅（へんぺいゆうぜい）

「疣（いぼ）」はウィルス感染によって引き起こされる。皮膚の表層に小さなできものが発生する。そのなかには尋常性扁平疣贅・伝染性軟属腫・掌蹠（しょうせき）疣贅・糸状疣贅がある。

病機　扁平疣贅の多くは風熱の邪が肌表・経絡を侵襲することによって起こる。あるいは，肝気鬱結による気血凝滞から，肌膚に発症する。

主症　疣体の表面は光滑・扁平，大きさは米粒あるいは大豆くらい，色は淡褐色あるいは肌色で，痛みも痒みもない。

治則　通経散結・祛邪消疣

配穴　中渚・丘墟・曲池・魚際・阿是穴

施術法　瀉法

灸法　患部に艾条灸〔棒灸〕を用いる

訳者解説

①風熱では風池・曲池・合谷・足三里・血海を配して，祛風清熱を行う。
②肝気鬱結では行間もしくは太衝・合谷・陽陵泉・俠谿・中渚・血海を配して，疏肝理気を行う。

Ⅲ. 婦人科

① 希発月経（きはつげっけい）

別名：経遅（けいち）。希発月経とは，月経期が7日以上遅れることで，ひどいときは40〜50日に1回しか月経が来ない。また，経血量・経血色・経血の性状の異常を伴う。

病機	平素から陽虚体質のために，寒邪が体内に生じると発症する。	月経期に雨に濡れたり，生ものや冷たいものを過食したりすると，寒邪が衝・任脈を犯すため，血が凝滞し月経の運行が阻害され発症する。	肝気がのびやかでないと気滞血瘀となるため，胞脈の血の運行がスムーズでなくなって発症する。	病後の失調や出産過多による営血の虚損・飲食の不摂生・過度の労働による疲労などによって脾胃両虚となると，生化の源が不足して気が衰え，血が少なくなって発症する。
弁証	虚寒	実寒	気滞	血虚
主症	経血色は淡い・経血量は少ない・経血の性状は稀薄・下腹がシクシク痛む・温めるのを好む・押さえられるのを好む	月経期延長・経血色は暗い・経血量は少ない・下腹の冷痛・温めると症状は緩解する	月経が遅れる・経血量は少ない・経血色は暗紅・血塊が混じる・下腹部の脹痛	経血量は少ない・経血色は淡い・経血の性状は稀薄
兼症	小便は色が淡く量が多い・大便溏薄（だいべんとうはく）*	悪寒・四肢の冷え・顔色は蒼白	胸や脇と乳房が脹る	顔色は蒼白・頭暈（とううん）*・目眩（もくげん）*・心悸（しんき）*・不眠
舌脈	舌診：淡舌・薄白苔 脈診：沈遅	舌診：薄白苔 脈診：沈緊	舌診：薄白苔 脈診：弦	舌診：淡舌・苔が少ない
治則	温経和血・調補衝任			
	温腎壮陽	温通胞脈 活血通経	疏肝解鬱 理気行血	調補脾腎 益血之源

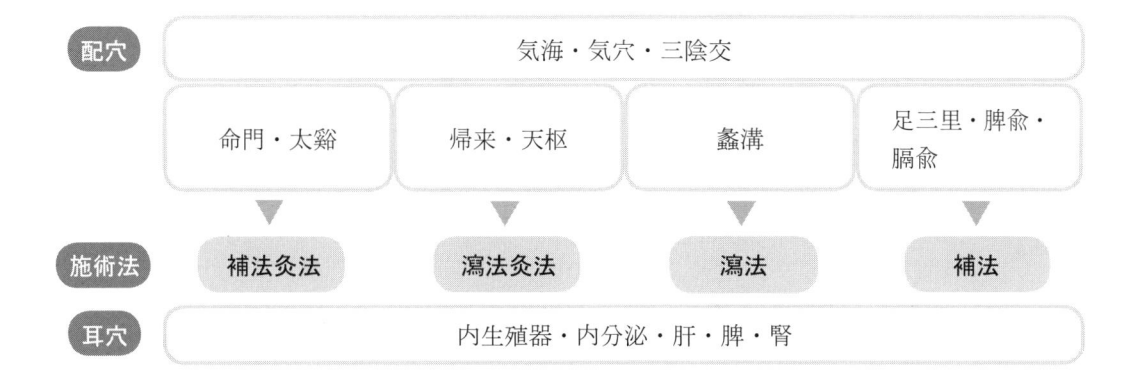

Ⅲ. 婦人科

配穴	気海・気穴・三陰交			
	命門・太谿	帰来・天枢	蠡溝	足三里・脾兪・膈兪
	▼	▼	▼	▼
施術法	補法灸法	瀉法灸法	瀉法	補法
耳穴	内生殖器・内分泌・肝・脾・腎			

❷ 頻発月経（ひんぱつげっけい）

別名：経早（けいそう）。月経周期が7日以上早まり，ひどいときは1カ月に2回月経が来潮する。また，経血量・経血色・経血の性状に異常を伴う。

病機	陽盛体質の人が，辛いものを好んで食べると，陽が亢進して内熱が生じる。この熱が子宮に蓄積して血熱が妄行するため発症。	精神的に抑うつすると肝鬱から熱性病変となり，火熱が子宮に蓄積して血熱が妄行するため発症。	慢性病によって気陰を損傷すると陰虚になって内熱を生じるため，衝・任脈に影響して機能が低下。	
弁証	実熱	鬱熱	虚熱	気虚
主症	経血量が多い・経血色は深紅・経血の性状は粘稠	経血量は多かったり少なかったりする・経血色は赤紫・血塊が混じることがある・月経不順	経血量は少ない・経血色は赤・経血の性状は粘稠	経血量は多い・経血色は淡い・経血の性状は稀薄
兼症	心煩*・顔色が赤い・口が乾く・小便黄色・大便乾燥	胸や脇および乳房が張る・少腹部の脹痛・心煩・怒りっぽい・口が苦い・のどの乾燥	潮熱*・盗汗*・両側の手のひらと足底部が熱い・足腰がだるく力が入らない	精神的疲労・四肢の倦怠感・心悸*・息切れ・食欲不振・大便溏薄*・下腹部が重苦しい
舌脈	舌診：紅舌・黄苔 脈診：滑数	舌診：薄白苔 脈診：弦数	舌診：紅舌・苔が少ない 脈診：細数	舌診：淡舌・薄苔 脈診：弱無力
治則	清熱和血・調理衝任			
	清解血分之熱	疏肝解鬱 清瀉血熱	養陰清熱	益気摂血
配穴	関元・血海			
	太衝・曲池	行間・地機	三陰交・然谷	足三里・脾兪
施術法	瀉法	瀉法	補瀉ともに施す	補法
耳穴	内生殖器・内分泌・肝・脾・腎			

Ⅲ. 婦人科

❸ 月経不順（げっけいふじゅん）

月経が周期どおりに来潮せず，早くなったり遅くなったりする。また，経血量・経血色・経血の性状の異常を伴う。

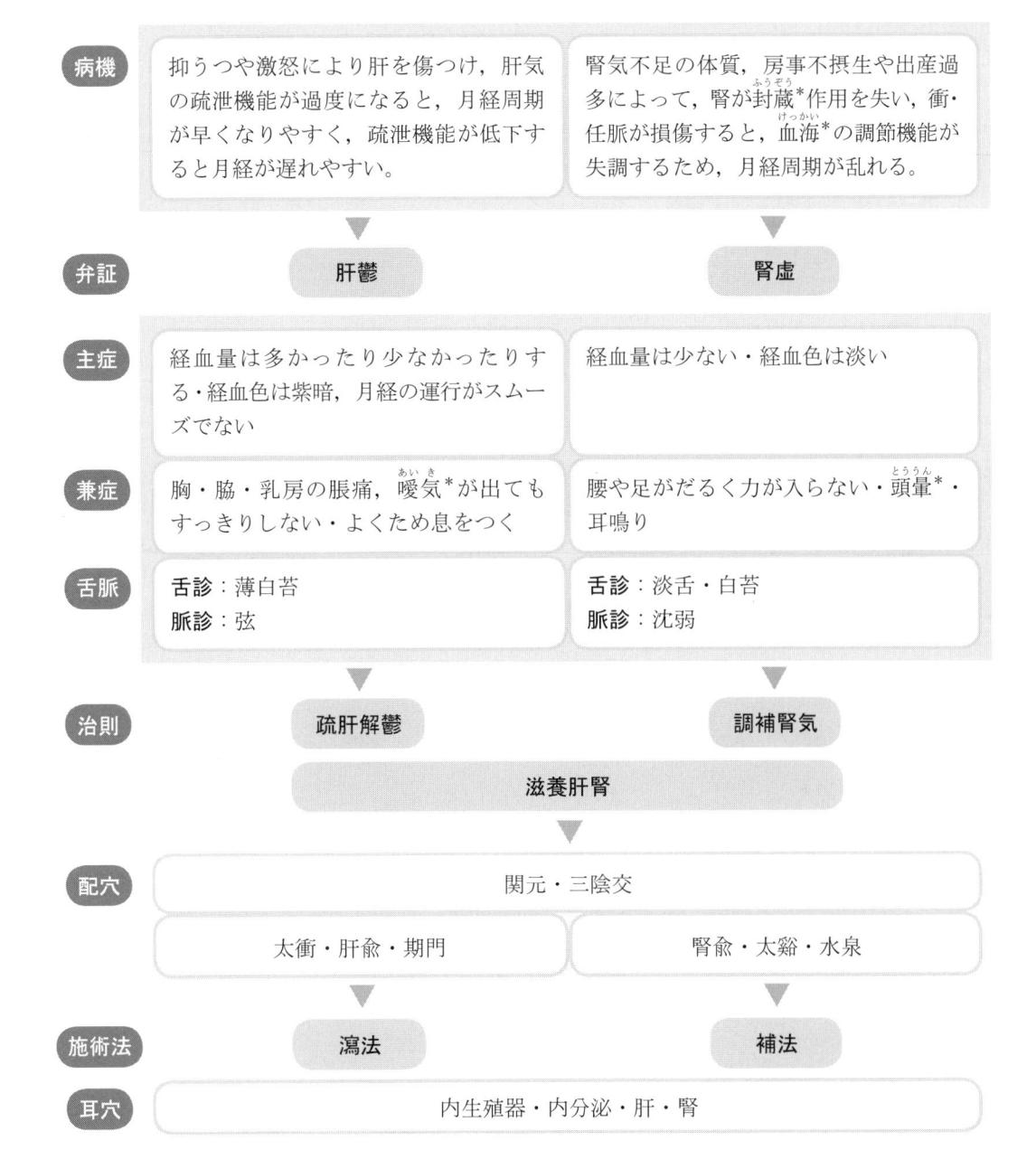

病機	抑うつや激怒により肝を傷つけ，肝気の疏泄機能が過度になると，月経周期が早くなりやすく，疏泄機能が低下すると月経が遅れやすい。	腎気不足の体質，房事不摂生や出産過多によって，腎が封蔵*作用を失い，衝・任脈が損傷すると，血海*の調節機能が失調するため，月経周期が乱れる。
弁証	肝鬱	腎虚
主症	経血量は多かったり少なかったりする・経血色は紫暗，月経の運行がスムーズでない	経血量は少ない・経血色は淡い
兼症	胸・脇・乳房の脹痛，噯気（あいき）*が出てもすっきりしない・よくため息をつく	腰や足がだるく力が入らない・頭暈（とううん）*・耳鳴り
舌脈	舌診：薄白苔 脈診：弦	舌診：淡舌・白苔 脈診：沈弱
治則	疏肝解鬱	調補腎気
	滋養肝腎	
配穴	関元・三陰交	
	太衝・肝兪・期門	腎兪・太谿・水泉
施術法	瀉法	補法
耳穴	内生殖器・内分泌・肝・腎	

訳者解説

月経不順は脾気が弱って生じることもある。

❹ 崩漏（ほうろう）

〔不正性器出血（ふせいせいきしゅっけつ）〕

崩漏とは，婦人の月経期間外の子宮出血をいう。急激に大量の出血が起こるものを「崩」といい，ダラダラと少量の出血が続くものを「漏」という。これらは同時に出現することもあるが，単独で現れることもある。あるいは相互に転化することもある。

参考 機能性子宮出血・あるいはほかの原因による不正子宮出血

病機

| 陽盛体質・熱邪を感受する・辛いものを特に好んで食べることなどにより，実熱が内生すると，血を妄行させる。 | 下焦に湿熱が蓄積し，胞絡*を傷つける。 | 肝気鬱結が熱性病変に変化すると，肝火が盛んになるため，蔵血作用が失調する。 | 気滞血瘀や寒邪が血脈を凝滞させると，瘀血を取り除けず，また新血が帰経できずに外に溢れる。 | 脾虚体質または飲食の不摂生や過度の労働による疲労によって脾気を損傷すると，統血作用が失調する。 | 腎陽虚衰のために封蔵*作用が失調する。 | 腎陰不足による虚火が妄行するため，精血を固守できない。 |

衝任脈の損傷による固摂機能の失調

弁証

実証				虚証		
血熱	湿熱	気鬱	血瘀	気虚	陽虚	陰虚

主症

血崩				血崩，またはダラダラ出血して止まらない		
血色は深紅・臭いが強い・性質は濃く粘稠	血色は暗紅	血色は赤紫・血塊が混じることがある	血色は赤黒い・血塊が混じることがある・腹痛・押されるのを嫌がる・血塊が出ると疼痛は軽減する	血色は淡紅	出血量が多い・血色は淡紅・下腹が冷えて痛む	出血量が少ない・血色は鮮紅

III. 婦人科

兼症	口が乾き水をよく飲む・心煩*・怒りっぽい	帯下の量が多く黄色い・臭いが強い・陰部瘙痒	胸脇脹痛・心煩・怒りっぽい・よくため息をつく		顔色萎黄・精神的疲労・四肢がだるい・息切れ・話すのがおっくう・食欲不振・大便溏薄*	身体が寒い・四肢の冷え・大便溏薄	頭暈*・耳鳴り・五心煩熱*・腰や足がだるく力が入らない
舌脈	舌診：紅舌・黄苔 脈診：滑数	舌診：黄膩苔 脈診：濡数	舌診：白苔 脈診：弦	舌診：紫暗舌 脈診：沈渋	舌診：淡舌 脈診：弱	舌診：淡舌・白苔 脈診：沈遅	舌診：紅舌・少苔 脈診：細数
治則	調理衝任				固摂止血		
	清熱涼血	清熱利湿	疏肝理気	活血化瘀	補益中焦	温補腎陽	滋補腎陰
配穴	血海・水泉	中極・陰陵泉	太衝・支溝・大敦	地機・気衝・衝門	気海・脾兪・足三里	気海・命門・復溜	然谷・陰谷
	気海・三陰交・隠白				関元・三陰交・腎兪		
施術法	瀉法				補法		
耳穴	内生殖器・内分泌・肝・腎・脾・神門・皮質下・腎上腺						

訳者解説

病機はいずれも衝・任脈の損傷であり，多くは血瘀・脾気虚・腎陽虚・腎陰虚による。

❺ 月経痛(げっけいつう)

月経痛とは，婦人の月経の前後あるいは月経中における，下腹部あるいは腰部の疼痛で，ひどいときは耐えがたいほどの激痛があり，月経の周期にそって起こる疾病である。

参考 子宮の過度の前傾あるいは後傾・子宮頸管狭窄・子宮内膜の増殖・骨盤炎・子宮内膜症など

病機	月経期における寒邪の感受，生ものや冷たいものの飲食などによって寒湿が下焦を傷つけ，子宮を襲うと，経血が寒湿により凝滞するため，運行が順調でなくなり痛くなる。	肝鬱気滞によって血の運行が阻害されると，衝・任脈の運行が順調でなくなり，経血が子宮に阻滞し，通じないため痛む。	先天的な虚弱や出産過多によって肝腎虚損になると，精血不足となるため，月経後に血海が空虚となり，胞脈(ほうみゃく)*が滋養されず痛む。
弁証	寒湿凝滞	肝鬱気滞	肝腎虚損
主症	月経前あるいは月経期中に下腹部が冷えて痛む・押すと激しく痛む・ひどくなると腰背部にまで痛みが及ぶ・温めると痛みは軽減・経血量は少ない・経血色は暗色で往々にして血塊を伴う	月経前あるいは月経期中に下腹部の脹痛・痛みより脹りの方が強い・経血量は少なく順調でない・常に血塊を伴う・血塊が出ると痛みは軽減・経血色は暗色	月経後に下腹部のシクシクした痛み・押すと痛みは軽減する・経血色は淡い・経血量は少ない・経血の性状は稀薄
兼症	寒さを嫌う・大便溏薄(だいべんとうはく)*	胸脇や乳房の脹痛	足腰がだるく力が入らない・頭暈(とううん)*・耳鳴り
舌脈	舌診：白膩苔 脈診：沈緊	舌診：暗舌あるいは瘀斑・薄白苔 脈診：沈弦	舌診：淡舌・薄白苔 脈診：沈細
治則	散寒利湿・温経止痛	疏肝解鬱・活血調経	補益肝腎・調和衝任
配穴	中極・水道・地機	気海・太衝・三陰交	関元・腎兪・足三里・肝兪

| 施術法 | 瀉法・灸法 | 瀉法 | 補法 |

| 耳穴 | 内生殖器・内分泌・交感・腎・肝 |

訳者解説

①寒証によるものは針灸治療も重要であるが，日常生活において体を冷やさないように注意，指導する必要がある。また，下半身の温補によって症状は緩和することが多い。

②肝鬱気滞によって血瘀が生じるもので，ときには鎮痛剤を飲んでも痛みの軽減しないのはこのタイプに多い。合谷・太衝には表在に緊張や圧痛が現れやすく，浅い部分で瀉法を行い，三陰交や血海には深部に硬結が生じやすく，やや深刺で瀉法を行うとよい。

③血虚による月経痛では生理後に体調が悪くなるのが特徴。

❻ 無月経（むげっけい）

無月経とは，女子が18歳を過ぎても月経が来潮しない（原発性），あるいは今まで周期的に月経があったにもかかわらず，連続して3カ月以上月経が中断している（続発性）ものをいう。

参考 卵巣・内分泌障害などによる無月経

病機

以下の原因により血海が空虚となり，衝・任脈が栄養されず発症する。

- 先天的な不足で腎気が未成熟，あるいは早婚で出産過多のために精血を損耗する。
- 飲食の不摂生や疲労によって脾胃が傷つけられると，生化の源が不足する。
- 大病や慢性疾患，出血過多により気血を損耗する。

以下の原因により衝・任脈が通じず，胞脈が閉塞すると発症する。

- 肝気が鬱結して気機がスムーズでなくなると，血が滞ってめぐらない。
- 冷たいものの飲食や寒邪の感受により，邪気が胞脈に侵襲すると血脈が凝滞する。
- 脾の運化*機能が失調して痰湿が盛んになると，衝・任脈を阻滞させる。

弁証

血枯無月経（虚証）			血滞無月経（実証）		
肝腎不足	脾胃虚弱	血虚	気滞血瘀	寒凝血滞	痰湿阻滞

主症

| 月経が始まる年齢になっても初潮がない，あるいは月経が遅れ，徐々に経血量が減少し，最後には無月経となる。 ||| 突然発症し，数カ月にわたり中断する。 |||

兼症

| 足腰がだるく力が入らない・頭暈*・耳鳴り・心煩*・口が乾く・潮熱*・盗汗* | 息切れ・話すのがおっくう・精神的疲労・手足に力が入らない・食欲不振・大便溏薄* | 顔色が白い・心悸*・怔忡*・皮膚乾燥 | 精神的抑うつ・煩躁*・怒りっぽい・胸脇部の脹満感・腹痛で押さえられるのを嫌がる | 下腹部が冷えて痛む・身体が寒い・手足の冷え・温めることを好む | 肥満・胸脘満悶*・帯下は白色で多量 |

舌脈

| 舌診：紅舌・苔が少ない
脈診：細数 | 舌診：淡舌
脈診：弱 | 舌診：淡舌
脈診：細 | 舌診：暗舌・瘀点
脈診：沈弦 | 舌診：薄白苔
脈診：沈細 | 舌診：膩苔
脈診：滑 |

Ⅲ. 婦人科

治則	滋補肝腎	補脾化源	養血調経	疏肝理気	温経散寒	健脾化痰
配穴	関元・肝兪・脾兪・腎兪・膈兪・足三里・三陰交			中極・地機・豊隆・三陰交・太衝・合谷		
施術法	補法			瀉法・寒凝血滞には灸法を加える		
耳穴	内生殖器・内分泌・皮質下・卵巣・肝・三焦・胃・脾・神門					
皮膚針	督脈・膀胱経（腰・仙骨部）					

❼ 更年期障害（こうねんきしょうがい）

婦女の閉経前後に出現する月経の乱れ・潮熱*・発汗・頭暈*・耳鳴り・心悸*・不眠・口の乾燥・精神的疲労・煩躁*・怒りっぽい・ひどいときは精神の不安定といった一連の症状を示す。

病機：閉経前後は，天癸*が枯渇し精血不足になるため，衝・任脈が虚損し月経が乱れる。そして，陰陽が失調するため臓腑が栄養されなくなり，諸症状が起こる。

	肝陽上亢	心血虧損	脾胃虚弱	痰湿阻絡
病機	腎陰不足により陽気が鎮静されず，過度に盛んになる。	過度の心労により営血が損傷される。	腎陽が虚衰することにより温養機能が失調する。	脾の運化*機能が失調すると痰湿が生じて，経絡の運行を阻害する。
症状	頭暈*・目眩*・心煩*・怒りっぽい・顔のほてり・発汗・足腰がだるく力が入らない・経血量は多くダラダラと滲み出る	心悸*・怔忡*・不眠・多夢・経血量は少ない・経血色は淡い・精神的な異常	顔色は萎黄・精神的な疲労・四肢がだるい・食欲不振・腹脹・大便溏薄*・顔面や四肢の浮腫	肥満・胸悶*・痰を吐く・上腹部あるいは腹部全体の膨脹感と膨満感・噯気*・呑酸*・悪心・食欲不振・浮腫・大便溏薄
舌脈	舌診：紅舌・苔が少ない 脈診：弦細数	舌診：淡紅舌 脈診：細	舌診：歯痕 脈診：沈細弱	舌診：膩苔 脈診：滑
治則	平肝潜陽	補益心血	補脾養胃	化痰通絡
配穴	太衝・太谿・百会・風池	心兪・脾兪・腎兪・三陰交	脾兪・胃兪・中脘・章門・足三里	膻中・中脘・気海・支溝・豊隆・三陰交
施術法	補瀉兼施	補法	補法	瀉法
耳穴	内分泌・神門・交感・皮質下・心・肝・脾			

Ⅲ. 婦人科

訳者解説

①大きく虚・実証に分けることができる。種々の症状を訴えるなかで，ホットフラッシュ（急にカーッと身体が熱くなる）がみられ，イライラしやすい。易怒を生じるものは，肝陽上亢あるいは肝鬱気滞によるものであり，そうでないものは，虚証を示す（痰湿阻絡は除く）。

②精神的にも変化を生じ元気がなくなるものは，心血不足あるいは心脾両虚による場合が多く，うつ傾向を呈することがある。

③臓腑機能の調整が重要であるが，うつ傾向を伴うものは医師と連携して治療することが望ましい。

④更年期障害は，心血虚損が進む，あるいは心腎の関係が不調となって起こる心腎不交でも生じる。心悸・怔忡・不眠・多夢・潮熱・盗汗・五心煩熱・情緒不安定・喜びやすく憂いやすい・腰や膝がだるい・めまい・耳鳴り・紅舌・苔が少ない・沈細・数脈。配穴は百会・関元・腎兪・太谿・三陰交・心兪・神門・労宮を用いる。

⑤閉経前後で精血が不足すると，心脾の血が不足するために心脾血虚が生じやすくなる。月経の乱れ・心悸や怔忡・ぼんやりして情緒が不安定・食欲不振・不眠・多夢・五心煩熱などを伴う・淡紅舌・細弱脈。配穴は太白・内関・三陰交・足三里・中脘・心兪・厥陰兪・脾兪。心血不足が強い場合は膈兪・心悸が強い場合は郄門を加える。

⑥主に腎陽が虚衰して起こる場合（腎陽虚損）は，月経周期が不順・月経量が少ない・体や四肢が冷える・淡白舌・白苔・沈遅脈で無力。また腰や膝がだるい・大便溏薄・顔がむくむ・足も腫れるなどを伴う。配穴は太谿・三陰交・足三里・関元・気海・脾兪・命門・腎兪。

　　また，脾腎の陽気がともに不足した脾腎陽虚では，脾気が弱るため食欲不振・憂鬱・精神的疲労を伴う。配穴は上記に神門・内関・中脘などを加える。腎陽の不足でよくもの忘れをし，夜間尿を伴う場合は百会・中極などを用いる。

⑧ 帯下(たいげ)の異常

〔おりもの〕
白帯とは，腟より流出する白色で粘稠性の液体をいい，白帯の量が多く，あるいは色・性状・臭いに異常が出現する，あるいは全身症状を伴うものを「帯下病」という。なお，帯下は正常時でも腟内から少量の白色粘液があるが，臭いはない。

参考 腟炎・頸管炎・骨盤炎による帯下

病機	飲食の不摂生・過度の疲労によって脾気を損傷し，運化*機能が失調すると，水湿が停滞して下焦に流れ込み，任脈を傷つけるため発症する。	腎気不足の体質から腎陰虚損となる，あるいは房事や出産の過多により腎気が傷つけられると，帯脈の制約*機能が失調し，任脈の働きが弱まるため発症する。	月経期や産後で胞脈*が空虚，あるいは手術によって傷つけられると，湿毒*穢濁*の気が虚に乗じて侵襲して任・帯脈が損傷されるため発症する。
弁証	脾虚	腎虚	湿毒
主症	帯下は白色あるいは淡黄色・無臭・粘性で，ダラダラと続く	帯下は白色・多量・稀薄で，ダラダラと続く	帯下は米のとぎ汁様，または膿状の黄緑色，血液が混じることもある。量は多く臭いが強い。陰部瘙痒。
兼症	顔色は萎黄・食欲不振・大便溏薄*・精神的疲労・四肢がだるい	下腹部の冷え・腰部がだるく痛む・小便は透明で多量・夜間が特にひどい・大便溏薄	口が苦い・のどの乾き・下腹部の疼痛・小便は少量で濃い
舌脈	舌診：淡舌・白膩苔 脈診：緩弱	舌診：淡舌・薄白苔 脈診：沈遅（特に尺脈）	舌診：紅舌・黄苔 脈診：滑数
治則	健脾益気・利湿止帯	温補脾腎・固摂止帯	清熱解毒・祛邪利湿
配穴	気海・帯脈・白環兪・三陰交・足三里・陰陵泉	関元・帯脈・腎兪・次髎・照海	帯脈・中極・陰陵泉・下髎・行間

III. 婦人科

| 施術法 | 補法・灸法 | 補法・灸法 | 瀉法 |

| 耳穴 | 内生殖器・皮質下・膀胱・脾・腎・内分泌・神門 |

訳者解説

①脾虚または腎虚によるものが多い。特に冷えると悪化することが多い。
②放置して湿熱に転化しないように，早期の治療が必要である。
③湿毒型は，医師の診察を受ける必要がある。

⑨ 陰痒（いんよう）

〔陰部瘙痒〕
婦女の外陰部や腟腔内に瘙痒が起こり，ひどいときには耐えがたい瘙痒と疼痛があり，じっとしていられず，帯下を伴う。これを陰痒という。

参考 トリコモナス腟炎・真菌性腟炎・老人性腟炎・外陰白斑症，および精神的要素による陰部瘙痒

病機

- 脾虚で湿邪が盛んとなり，情志の抑うつを受けて肝鬱から火化すると，湿熱が結びついて下焦に注ぐために起こる。また，外陰部が不衛生だったり，長期間湿気の多い所に坐ったり，陰部の感染によっても発症する。
- 高齢者が肝腎不足のために精血が不足すると，血虚から内風が生じて乾燥性病変に変化するため起こる。

弁証：湿熱下注 ／ 肝腎陰虚

主症
- 外陰部あるいは腟内の瘙痒・ひどいときは疼痛を伴う
- 陰部の乾燥・灼熱感・瘙痒

兼症
- 心煩*・不眠・じっとしていられない・口が苦く粘る・胃脘満悶*・帯下は多量で黄色く粘稠で腐臭がある
- 五心煩熱*・頭暈*・目眩*・腰がだるい・耳鳴り・帯下は少量で黄色・ひどいときは帯下は血のような赤色

舌脈
- 舌診：黄膩苔　　脈診：滑数
- 舌診：紅舌・苔が少ない　　脈診：細数無力

治則：清熱利湿 ／ 滋補肝腎

配穴
- 血海・陰陵泉・蠡溝
- 照海
- 中極・下髎・三陰交

施術法：瀉法 ／ 補法

耳穴：神門・脾・腎・皮質下・外生殖器

訳者解説

①感染症の可能性があり，婦人科での検査をしてもらうべきである。
②蠡溝は常用穴とされている。

III. 婦人科

❿ 陰挺（いんてい）

子宮〔または腟〕が正常な位置より下降して、脱出あるいは突出するものを陰挺という。

参考 子宮下垂・腟脱・子宮脱などの疾病

病機	虚弱体質であったり、分娩（ぶんべん）時に力みすぎたり、産後に肉体労働をする時期が早すぎたり、労働が激しすぎたりすると、中焦の気が損傷され気虚下陥となるため、胞胎〔子宮〕を持ち上げることができなくなる。	出産や房事の過度によって腎を傷つけ、帯脈の制約*機能が失調し、衝・任脈が健全でなくなると、胞胎を持ち上げることができなくなる。
弁証	脾虚	腎虚
主症	子宮が下降して、ガチョウの卵様のものが脱出してくる。	
兼症	下腹部が重苦しい（疲労により悪化）・精神的疲労・手足に力が入らない・白帯は多量	下腹部が重苦しい・足や腰がだるく力が入らない・小便頻回・白帯はない・腟の乾燥・頭暈（とううん）*・耳鳴り
舌脈	舌診：淡舌・薄苔 脈診：虚弱	舌診：淡紅舌 脈診：沈弱
治則	益気昇陽・固摂胞胎	調補腎気・固摂胞胎
配穴	百会・気海・維道・足三里・三陰交	関元・子宮・大赫・照海
施術法	補法	
電針	子宮・足三里	
頭針	足運感区・生殖区	

訳者解説

脾虚から中気下陥を来して発症することが多いようであるが、内関・公孫、および陰陵泉も有用である。

⑪ 不孕（ふよう）

〔不妊〕
結婚して3年以上経つ女性で，男性の生殖機能が正常であるのに妊娠しないもの（原発性），または流産後3年以上妊娠しないもの（続発性）を不孕という

病機	先天不足や腎気虚弱により衝・任脈が不足するため，胞脈*を栄養できずに発症する。	精血不足により衝・任脈が空虚となると，胞脈を栄養できずに発症する。	命門の火が衰え，寒邪が子宮に侵襲して発症する。	気滞血瘀のために痰湿が体内に発生すると，痰湿と瘀血が相互に滞って子宮を閉塞するため発症する。
弁証	腎虚	血虚	胞寒	痰瘀互阻
主症	月経失調・経血量は少ない・経血色は淡い	月経失調・経血量は少ない・経血色は淡い・月経が遅れる	月経が遅れる・経血の性状は稀薄・経血色は暗・下腹部が冷えて痛む	月経が遅れる・月経が滞りスムーズに排出しない・血塊が混じる・帯下は白色で量が多く粘稠
兼症	精神的疲労・頭暈*・耳鳴り・足腰がだるく力が入らない	顔色は萎黄・羸痩・倦怠・力が入らない・頭暈・心悸	身体が寒い・四肢が冷たい・足腰がだるく力が入らない・小便は透明で量が多い	胸脇部の膨脹感あるいは膨満感・煩躁*・怒りっぽい・肥満・頭暈・心悸
舌脈	舌診：白苔 脈診：沈	舌診：淡舌 脈診：沈細	舌診：淡舌・薄苔 脈診：沈遅	舌診：薄膩苔・暗舌あるいは瘀斑 脈診：滑あるいは渋
治則	補益腎気	補益精血	暖宮散寒	化痰行瘀
配穴	腎兪・気穴・然谷	関元・気戸・子宮*・三陰交・足三里	陰交・曲骨・命門・気海	中極・気衝・四満・三陰交・豊隆

Ⅲ. 婦人科

| 施術法 | 補法 | 補法 | 補瀉ともに施す・灸法 | 瀉法 |

| 耳穴 | 内分泌・腎・脾・内生殖器・皮質下 |

訳者解説

①上記の証以外にも，肝鬱気滞があり，精神的抑うつ・心煩・怒りっぽい・月経が不規則・経血量が多い・経血色が紫・血塊が混じる・乳房が脹る・脈弦滑を呈する場合は，気海・子宮・血海・太衝を配穴する。
②排卵のタイミングなども考慮して行う必要がある
③仙骨部にある胞肓・次髎なども有用である。

⑫ 妊娠悪阻（にんしんおそ）

[つわり]
妊娠悪阻とは，妊娠初期に出現する悪心・嘔吐・偏食といった症状のことで，ひどくなるとまったく食事をすることができない。

参考　妊娠嘔吐

病機	胃気不降〔胃気上逆〕		
	胃気虚弱の体質で，妊娠によって月経が停止して経血が排泄されず，衝脈の気が上逆すると，胃が犯されるため胃の通降〔消化物を下に降ろす作用〕が失調する。	肝陽旺盛の体質で，妊娠によって肝血も不足すると，肝の疏泄機能が失調し，気鬱となり熱を生じるため，胃を犯して肝胃不和となる。	脾虚によって運化機能が失調して痰湿が生じ，それが中焦に阻滞すると，妊娠後に経血が排泄されず，衝脈が盛んになるため，衝脈の気が痰湿を伴って上逆する。
弁証	胃虚	肝熱	痰湿
主症	厭食*・腹部膨満感・悪心・嘔吐・食べてもすぐ吐く	苦い水や酸っぱい水を嘔吐する	痰や涎を吐く・食欲不振
兼症	精神的疲労・嗜睡*・手足がだるい	口が苦い・煩渇*・脇肋脹痛・便秘・尿は黄色	口が淡い・胸悶*・心悸*・息切れ
舌脈	舌診：淡舌・白苔 脈診：緩無力	舌診：黄苔 脈診：弦滑	舌診：白膩苔 脈診：滑
治則	健胃和中	清肝和胃	健脾化痰
配穴	足三里・上脘・中脘・公孫	内関・太衝・中脘・足三里	陰陵泉・豊隆・足三里・中脘・幽門
施術法	補法	瀉法	瀉法
耳穴	胃・脾・肝・三焦・神門・内分泌・交感		

訳者解説

①若い女性が妊娠してすぐにひどい悪阻が発症するのは，肝胃不和から生じる場合が少なくない。太衝・三陰交・足三里の施灸も有用である。

②特に，妊娠前に夜更かしや不摂生をすることによって肝血を養われないと（肝血不足・肝血虚），肝陽が高ぶりやすくなり，ひどいつわりを生じやすい。

③元来，胃の弱いタイプの人は五行相克から肝木が胃土を克すことによって，胃気上逆を来しやすくなる。

④妊婦の不安・緊張・ストレスを緩和することが重要である。

⑬ 産後腹痛（さんごふくつう）

産後腹痛とは，妊婦の分娩後に出現する下腹部の疼痛をいう。

	血虚	寒凝	血瘀
病機	出産による出血過多のために，衝・任脈が空虚となり，胞脈*を栄養できない，あるいは血が減少し気が衰えると，運行する力が弱くなり，血行が順調でなくなるために発症。	産後に胞脈が空虚となっているところに，風寒の邪が虚に乗じて侵入すると，気血が寒邪によって凝滞させられ，胞脈に停滞するために発症。	産後に悪露*の排泄が終わらないところに，肝気が鬱結すると，気滞血瘀が生じて胞脈に阻滞するために起こる。
弁証	血虚	寒凝	血瘀
主症	下腹部がシクシク痛む・腹は軟かく押さえられるのを好む・悪露の量は少なく色は淡い	下腹部が冷えて痛む・押さえられることを嫌う・温めると痛みは軽減する・悪露を排出しない・あるいは悪露の量が少ない	下腹部の脹痛・痛みが胸脇にまで及ぶ・下腹部に硬い塊を触れる・悪露の量は少なく排泄がスムーズでない・悪露は紫暗色で血塊を伴う
兼症	顔色に艶が少ない・心悸*・頭暈*	手足が温かくない	
舌脈	舌診：淡舌・薄苔 脈診：細	舌診：薄滑苔 脈診：沈緊	舌診：紫舌 脈診：弦渋
治則	補血益気・調理衝任	助陽散寒・温通胞脈	行気化瘀・通絡止痛
配穴	関元・気海・膈兪・足三里・三陰交	関元・気海・腎兪・三陰交	中極・帰来・膈兪・血海・太衝
施術法	補法	瀉法・灸法	瀉法
耳穴	内生殖器・肝・脾・腎・神門・内分泌・腎上腺		

訳者解説

顔色・体色がやや黄味を帯び，疲労・倦怠感が強く，血虚あるいは気血両虚が疑われる場合には，足三里・三陰交の灸治療が勧められる。

Ⅲ. 婦人科

⑭ 産後血暈（さんごけつうん）

分娩後、産婦に頭暈*・目がかすむ・起きたり座ったりできないなどの症状が急に起こる。ひどいときは意識不明となる。

病機	気血不足の体質に加え、産後の失血過多により気が血とともに失われると、心神が栄養されない。	出産時に寒邪を感受し悪露*が排出されないと、血瘀気逆となってともに上行するため、心神が妨害される。
弁証	血虚気脱	血瘀気閉
主症	産後の失血過多で突然失神し、意識不明・顔色が蒼白となる。ひどいときは四肢が冷たい・ダラダラと冷汗が出る	産後に悪露が排泄されないか排泄量が非常に少ないと下腹部が痛む・押さえられるのを嫌がる・進行すると心下部が引きつり膨満感がありあえぐ・意識不明・両手を握りしめ歯を食いしばる・顔色は暗い紫・口唇のチアノーゼ
舌脈	舌診：淡舌 脈診：微細または浮大にして虚	舌診：紫舌 脈診：渋
治則	補気養血・回陽救逆	温経散寒・祛瘀啓閉
配穴	関元・気海・三陰交・足三里	中極・陰交・三陰交・支溝・公孫
施術法	補法	瀉法
耳穴	神門・交感・肝・内生殖器	

訳者解説

医師と提携して治療する必要がある。

⑮ 欠乳（けつにゅう）

欠乳とは，産後の乳汁分泌が非常に少なく，乳児に必要なだけの乳汁を与えることができない状態を指す。

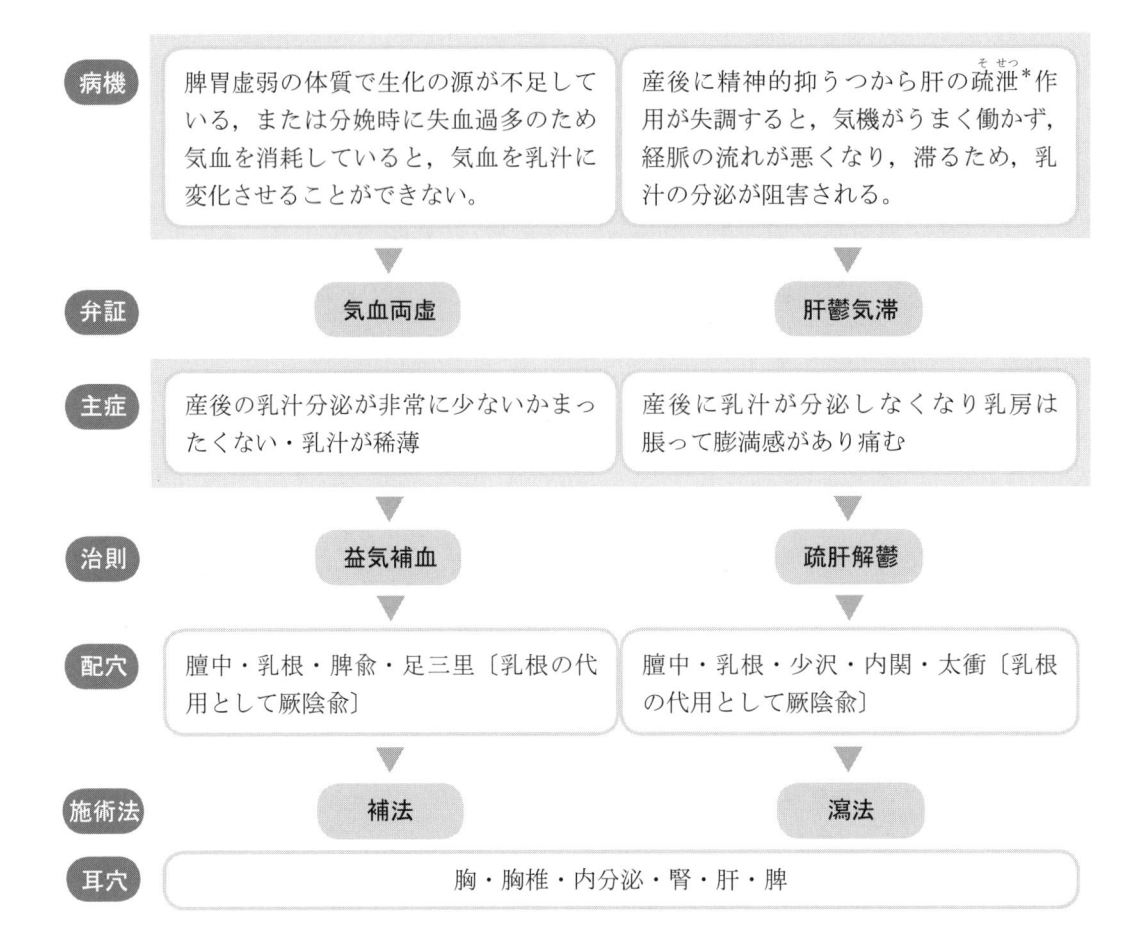

病機	脾胃虚弱の体質で生化の源が不足している，または分娩時に失血過多のため気血を消耗していると，気血を乳汁に変化させることができない。	産後に精神的抑うつから肝の疏泄*作用が失調すると，気機がうまく働かず，経脈の流れが悪くなり，滞るため，乳汁の分泌が阻害される。
弁証	気血両虚	肝鬱気滞
主症	産後の乳汁分泌が非常に少ないかまったくない・乳汁が稀薄	産後に乳汁が分泌しなくなり乳房は脹って膨満感があり痛む
治則	益気補血	疏肝解鬱
配穴	膻中・乳根・脾兪・足三里〔乳根の代用として厥陰兪〕	膻中・乳根・少沢・内関・太衝〔乳根の代用として厥陰兪〕
施術法	補法	瀉法
耳穴	胸・胸椎・内分泌・腎・肝・脾	

訳者解説

①肩甲間部のコリをほぐすように散針するのも有用である。
②肝経は経絡的に乳首とも関連があるとされており，肝経の反応をていねいに取る必要がある。
③肝鬱（ストレス）を軽減することが重要である。

Ⅳ. 小児科

① 疳積

「疳」には2つの意味があり，1つは病因を示し，脂っこいものや味の濃いものを偏食することである。もう1つは症状を示し，身体が痩せこけることを指している。多くは5歳以下の小児にみられ，慢性化すれば成長や発育に影響する。

病機	授乳の不摂生や脂っこいものや味の濃いもの，生ものの偏食により，中焦の気機を阻害して脾胃が傷つけられると，運化*機能が失調して積滞が形成される。また，慢性化すると胃の受納や脾の運化ができなくなるため，気陰を消耗し，発育に影響する。	不潔なものを飲食することで寄生虫などに感染して虫積となると，気血が虚損するため臓腑を栄養できず，長引けば疳を形成する。
弁病弁証	脾虚積滞	感染虫積
主症	羸痩・毛髪は乾燥して潤いがない・腹部は舟のように陥凹する・大便溏薄*・完穀不化*・四肢が冷たい・寝ても落ち着かず目を半開きにする・ひどいときは発育障害を来す	羸痩・毛髪は枯れて潤いがない・顔色は萎黄・腹部膨脹・腹部に青筋が浮き出る・食欲異常・飲食に節度がなく空腹か満腹かもわからない・異物を好んで食べる・常に腹痛がある・睡眠中は歯ぎしりをする
舌脈	舌診：淡舌　脈診：細無力	舌診：淡紅舌　脈診：細弦
治則	健脾化滞	消積駆虫
配穴	中脘・章門・脾兪・胃兪・足三里・公孫・四縫*	巨闕・中脘・天枢・百虫窩*・足三里・下脘・商丘
施術法	補瀉兼施	瀉法
皮膚針	脾兪・胃兪・三焦兪・夾脊7〜17椎・足三里・四縫	

訳者解説

① きつい針は適切ではなく，痛みを与えないようにする必要がある。
② 両親の育児方針などにも気を配る必要がある。

Ⅳ. 小児科

❷ 小児泄瀉（しょうにせっしゃ）

小児によくみられる病症で，春や秋に多発する。排便回数が増加し，大便が稀薄で，ひどいときは水様便になる。

病機	暑湿の外邪を感受したり，不潔なものを飲食したりすると脾胃が犯され，運化が失調するため，水穀の精微と糟粕に分けられない。	飲食の不摂生や，摂取した母乳の停滞により，脾胃が損傷され消化不良を起こすと，水穀を消化できず腸に送られる。	長期にわたる脾虚や腎陽不足から，命門火衰になると，水穀を運化*・温煦*できず腸に送られる。
弁証	湿熱	傷食	陽虚
主症	大便は稀薄で色は黄色く生臭い・腹痛・肛門の灼熱感	腹部脹痛・腹痛があれば泄瀉したくなる・泄瀉した後は痛みが軽減・大便は腐った卵のような臭い・未消化物を嘔吐する	泄瀉したり止まったりする・長期間泄瀉して治らない・大便溏薄*・完穀不化*・食事のたびに泄瀉する
兼症	身熱・口渇・小便は少量で濃い		食欲不振・精神的疲労・手足のだるさ・顔色が萎黄・ひどいときは手足が冷たい・目を半開きにして眠る
舌脈	舌診：黄膩苔 脈診：滑数	舌診：厚膩苔 脈診：滑実	舌診：淡舌・白苔 脈診：細緩
治則	清熱利湿	消食導滞	健脾温腎
配穴	中脘・天枢・足三里・曲池・内庭	中脘・建里・天枢・気海・足三里・裏内庭	脾兪・腎兪・足三里・章門
施術法	瀉法	瀉法	補法・灸法

訳者解説

①湿熱による場合，発熱を伴うときは，注意が必要である。
②小児への治療は刺激過剰にならぬようできるだけ軽くした方がよい。また，多数針，長時間の置針も勧められない。

❸ 小児遺尿（しょうにいにょう）

別名：夜尿症
小児遺尿とは，3歳以上10歳以下の小児が睡眠中に小便を漏らし，覚醒後に気づくという病症である。

病機	腎気が不足すると腎気の働きが衰え，封蔵*機能の失調が起こり，膀胱を統括できなくなる。このために膀胱は貯尿・排尿機能が失調する。	肺気が不足すると，治節*機能が失調して固摂できなくなる。脾気が不足すると水湿を運化*できなくなる。また，水穀の精微も吸収できないことから，気が不足して，膀胱の貯尿・排尿機能が失調して遺尿する。
弁証	腎気不足	肺脾気虚
主症	毎晩1～2回，またはさらに多く遺尿する	頻尿で量は少ない・病後あるいは身体虚弱者に多発する
兼症	顔色が白い・小便が多く色が淡い・元気がない	精神的疲労・四肢に力が入らない・食欲不振・軟便
舌脈	舌診：淡舌　脈診：沈遅無力	舌診：淡舌　脈診：緩あるいは沈細
治則	補益腎気	補脾養肺
配穴	関元・中極・腎兪・膀胱兪・太谿	気海・太淵・足三里・三陰交
施術法	補法	
耳穴	腎・膀胱・縁中・皮質下・枕・尿道	
頭針	足運感区・生殖区	

訳者解説

①腎の陽気不足・冷えによることが多い。
②寝る前に水分を過剰に摂ると起こりやすい。

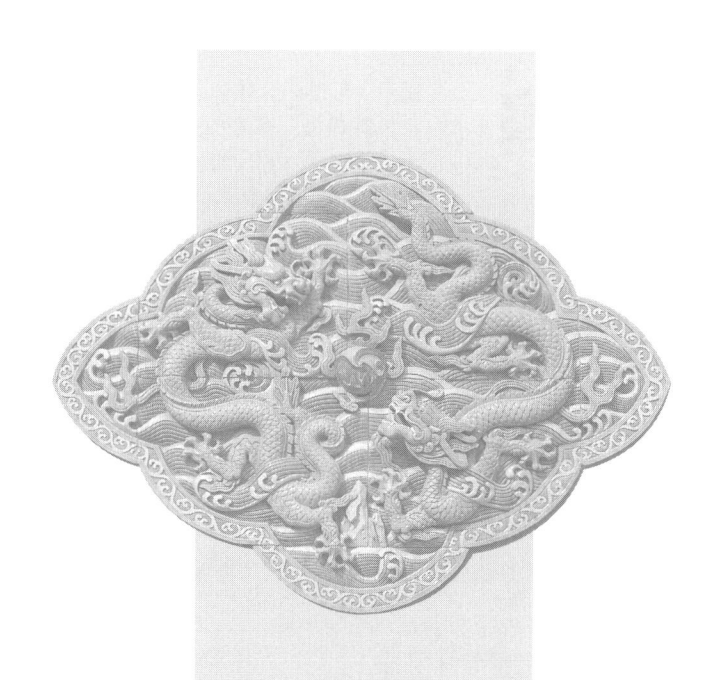

V. 五官科

① 目赤腫痛(もくせきしゅつう)

別名：紅眼(こうがん)・火眼(かがん)・天行赤眼(てんこうせきがん)

目赤腫痛は、多くの疾病にみられる一種の急性症状で、結膜の充血・眼瞼の腫脹・疼痛として現れる。

参考 急性結膜炎・偽膜性結膜炎・流行性結膜炎など

	外感風熱	肝胆火盛
病機	風熱の邪気を感受して経気が阻滞し、火邪が鬱滞するために起こる。	肝胆の火邪が盛んになり、経脈に沿って上部を侵すことで、経脈の気血が滞る。
弁証	外感風熱	肝胆火盛
主症	眼瞼や結膜の充血や腫痛・光を嫌がる・涙が出やすい・逆に涙が出にくく開けづらい。	
兼症	頭痛・発熱	口が苦い・煩躁(はんそう)*
舌脈	脈診：浮数	舌診：舌辺と舌尖紅・黄苔 脈診：弦数
治則	祛風清熱	清肝瀉火
配穴	風池・睛明・太陽・合谷・曲池・外関	風池・睛明・太陽・行間・俠谿
施術法	瀉法	
耳穴	眼・目1・目2・耳尖（瀉血）	

訳者解説

肝陽の亢進、あるいは陽気の上衝によって起こることが多いため、補腎陰も加えるとよい。

Ⅴ．五官科

❷ 麦粒腫（ばくりゅうしゅ）

〔ものもらい〕別名：針眼（しんがん）
麦粒腫とは，眼瞼結膜に発生する発赤・腫脹・硬結・疼痛を主症状とする疾病であり，その形状は麦粒様である。

病機	辛いものや味の濃いものを過食することにより，脾胃に熱が溜まって起こる。	風熱の外邪を感受し，営衛が失調して起こる。
	気血が停滞するために，熱が眼瞼に結ぼれる。	
弁証	脾胃蘊熱	外感風熱
主症	眼瞼結膜の縁に限局的な発赤・腫脹・硬結・疼痛，あるいは触れると痛む，あるいは硬結の先に黄色の膿点が現れる。	
兼症	口臭・心煩*・口渇	悪寒・発熱・頭痛・咳嗽
舌脈	舌診：黄膩苔 脈診：滑数	脈診：浮数
治則	清胃瀉火	祛風清熱
配穴	承泣・足三里・陰陵泉・合谷・少衝	風池・睛明・合谷
施術法	瀉法	
耳穴	眼・肝・胃・耳尖（瀉血）	
刺絡・抜罐	大椎	

訳者解説
①陽明経の熱によって生じることが多いことから，二間・内庭が勧められる。
②沢田流では二指を曲げて近位指節間関節の横紋の頭に多壮灸を勧めている。

❸ 迎風流涙(げいふうりゅうるい)

迎風流涙は，冷涙と熱涙に分けられる。冷涙は毎年冬になるとひどくなり，長期間患うと季節に関係なく発症する。熱涙は外障眼病〔瞳孔以外の眼病〕に多く併発する症状である。ただし一時的な精神的ストレスによるものはこの病態に含まない。

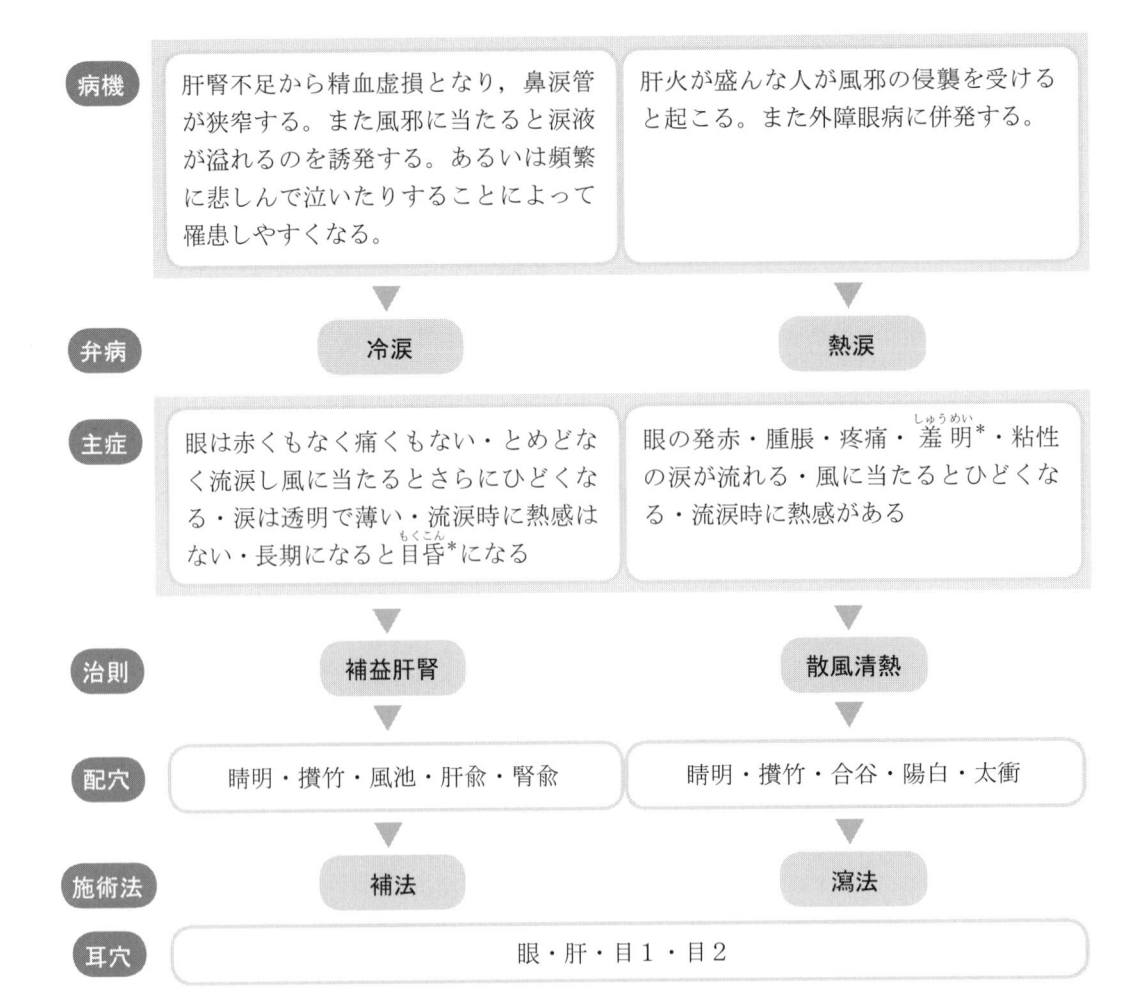

	冷涙	熱涙
病機	肝腎不足から精血虚損となり，鼻涙管が狭窄する。また風邪に当たると涙液が溢れるのを誘発する。あるいは頻繁に悲しんで泣いたりすることによって罹患しやすくなる。	肝火が盛んな人が風邪の侵襲を受けると起こる。また外障眼病に併発する。
弁病	冷涙	熱涙
主症	眼は赤くもなく痛くもない・とめどなく流涙し風に当たるとさらにひどくなる・涙は透明で薄い・流涙時に熱感はない・長期になると目昏(もくこん)*になる	眼の発赤・腫脹・疼痛・羞明(しゅうめい)*・粘性の涙が流れる・風に当たるとひどくなる・流涙時に熱感がある
治則	補益肝腎	散風清熱
配穴	睛明・攢竹・風池・肝兪・腎兪	睛明・攢竹・合谷・陽白・太衝
施術法	補法	瀉法
耳穴	眼・肝・目1・目2	

訳者解説

いずれも肝が関係しているため，肝の調整が必要である。

Ⅴ. 五官科

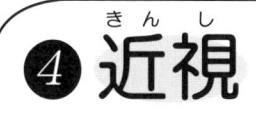

❹ 近視(きんし)

近視とは、近くにあるものは正常に見ることができるが、遠くにあるものはぼやけてはっきり見えないものをいう。

病機	先天不足および眼に良くない習慣（照明不足・姿勢が悪い・眼を使う時間が長いなど）があると肝腎虚損を引き起こし、眼を栄養することができなくなる。
主症	視力は徐々に減退し、長い時間ものを見ると眼球が痛む。頭痛・頭暈(とううん)*を伴う
兼症	不眠・健忘・足腰がだるく力が入らない
舌脈	**舌診**：紅舌 **脈診**：細
治則	滋補肝腎・益気明目
配穴	晴明・攢竹・承泣・光明・風池・肝兪・腎兪
施術法	補法
耳穴	眼・肝・脾・腎・目1・目2・神門・皮質下
皮膚針	眼周囲の経穴・風池

訳者解説

①肝は眼に開竅し、眼に関係することから、眼の周囲ばかりでなく、肝経上の経穴も加えるとよい。
②生活習慣（照明・姿勢・眼鏡の度数・睡眠・食事など）に配慮する必要がある。

❺ 斜視 (しゃし)

別名：風牽偏視 (ふうけんへんし)
斜視とは，両眼同時に前方を正視することができないものをいう。

病機
- 脾気の不足により絡脈が虚して，風邪の侵襲を受けると眼系統が拘急*する。
- 肝腎がもともと虚していると，精血が不足して眼系統を栄養できなくなり，眼球を正常な位置に維持できなくなる。

弁証
- 外感風邪
- 肝腎虚損

主症
片側ないし両側の瞳孔が内眼角あるいは外眼角に偏向し，眼球の動きが制限を受け，ものが二重に見える。

兼症
- 突発的に発症・発熱・頭痛・悪心・嘔吐
- 徐々に発症・頭暈*・目眩*・ものが暗くぼやけて見える・耳鳴り

舌脈
- 舌診：白苔　脈診：浮
- 舌診：淡紅舌　脈診：沈細

治則
疏風通絡・補益肝腎

配穴
四白・合谷・風池・足三里・肝兪・腎兪
内斜刺：太陽・瞳子髎
外斜刺：睛明・攢竹

施術法
- 瀉法
- 補法

電気針
眼区穴を主とする

訳者解説

電気梅花針で百会・風池・神門あるいは内関・大椎・肝兪・胆兪・脾兪などを刺激することも有用である。

❻ 色覚異常(しきかくいじょう)

別名：色盲
色を判別する能力が低下しているものを色弱といい，消失しているものを色盲という。

病機	肝腎虚損により眼（玄府(げんふ)*）の気血が失調して，色を判別できない。
分類	赤色盲 ／ 緑色盲 ／ 赤緑色盲
主症	赤色を判別することができない ／ 緑色を判別することができない ／ 赤色と緑色ともに判別することができない
治則	補養肝腎・調和玄府
配穴	晴明・攅竹・瞳子髎・風池・四白・光明・行間
施術法	補法
耳穴	目1・目2・眼・肝・腎

訳者解説

①色弱に対しては，奏功することが多いようである。

②他の治療例として，晴明・瞳子髎・風池・肝兪・光明・太谿を選穴することもできる。晴明・瞳子髎・風池は眼病治療の常用穴で，疏通目絡・調養気血の作用がある。光明は胆経の絡穴で，眼病治療の要穴である。肝兪は肝の背兪穴であり，太谿は腎経の原穴であり，両者を組み合わせると調補肝腎・化生精血・濡養目竅の作用があり，肝腎を強めることができる。また，眼周囲の経穴，例えば攅竹・絲竹空・承泣・太陽・四白などは上記の経穴と交代で使用するとよい。調補肝腎・濡養目竅の作用を強めるために，足三里・復溜・太衝・腎兪などを組み合わせることも有用である。

❼ 耳鳴(じめい)・耳聾(じろう)

耳鳴とは，耳のなかで音が鳴り響くのを自覚する症状を指し，耳聾とは，聴力の減退または聴覚の消失を指す。耳鳴は耳聾の前兆としてよく起こり，これらの病因と治療はほぼ同じである。

病機	病後の精血不足あるいは房事過度により腎精を消耗して精気が頭部に達しなくなると，耳を栄養できずに起こる。	飲食不摂生，過度の労働や思慮により脾胃の虚弱となり，清陽が昇らず，後天の精が不足して生じる。	激しく怒ったり，驚いたり，恐れたりすると，肝胆の火が盛んとなり，少陽の経気が閉塞することによって起こる。	味の濃いものや油っこいものを摂りすぎる，あるいは過度の思慮により，脾胃を傷つけられると，水湿が運化*されず，痰が生じ，長期化すると痰熱が鬱滞して，互いに結ぼれることにより，耳が塞がって発症する。
弁証	虚証		実証	
	腎精虧損	脾胃虚弱	肝火	痰火
主症	耳鳴の音が小さく，音はやや高い。耳が徐々に聴こえにくくなる。		突然に耳聾が発症し，耳のなかが塞がって脹った感じがあり，音は雷や太鼓が連続して響くようで，耳を押さえても症状は軽減しない	
兼症	蝉が鳴くような耳鳴・頭暈(とううん)*・目眩(もくげん)*・腰や膝がだるく力が入らない。食欲不振，口が乾く・遺精・帯下	耳鳴・耳聾が軽くなったりひどくなったりする。休むと軽減する。疲労により悪化する	顔色が赤い・頭部膨脹感・煩躁*・のどが乾く	胸悶(きょうもん)*・痰が多い
舌脈	**舌診**：紅舌，少苔 **脈診**：虚細あるいは細数	**舌診**：白膩苔 **脈診**：細弱	**舌診**：紅舌・黄苔 **脈診**：弦数	**舌診**：紅舌・黄膩苔 **脈診**：滑数

V. 五官科

治則	滋陰益腎	健脾益気	清瀉肝胆	化痰通竅
配穴	翳風・聴会		翳風・聴会・中渚・俠谿	
	関元・太谿・腎兪	足三里・脾兪・胃兪	行間・丘墟	豊隆・内庭
施術法	補法		瀉法	
耳穴	内耳・外耳・皮質下・内分泌・肝・腎			

訳者解説

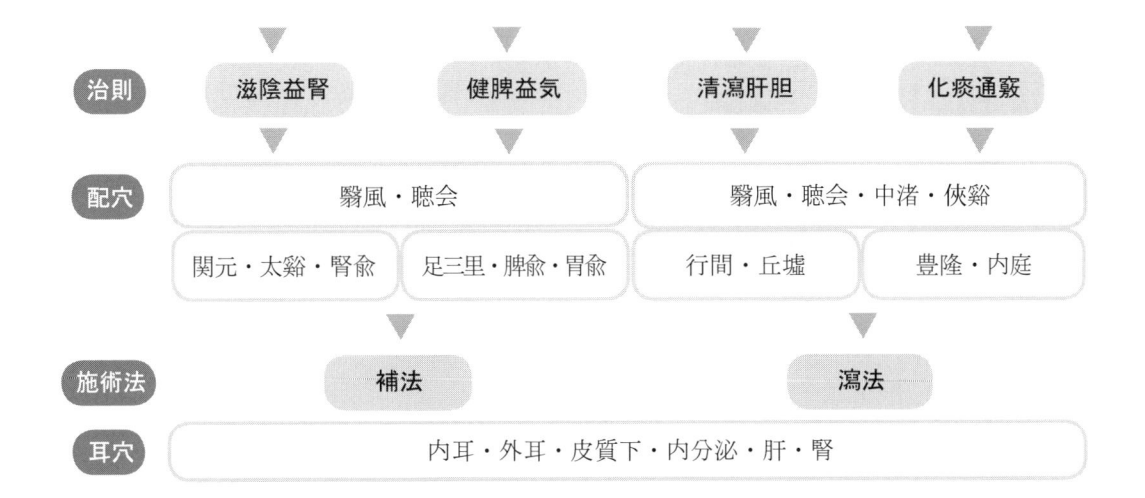

①臓腑では肝胃、経絡では胆・三焦・小腸・膀胱が深く関連する。
②臓腑病と経脈病を鑑別する必要がある。
③突発性のものは肝鬱から発展することがあり、やはり気滞のコントロールが重要である。

⑧ 眼瞼下垂（がんけんかすい）

眼瞼下垂とは，上眼瞼が下垂して持ち上げられなくなり，眼（主に瞳孔）を覆って，ものが見えにくくなることを特徴とする。発病には先天的なものと後天的なもの，また片側と両側の区別がある。

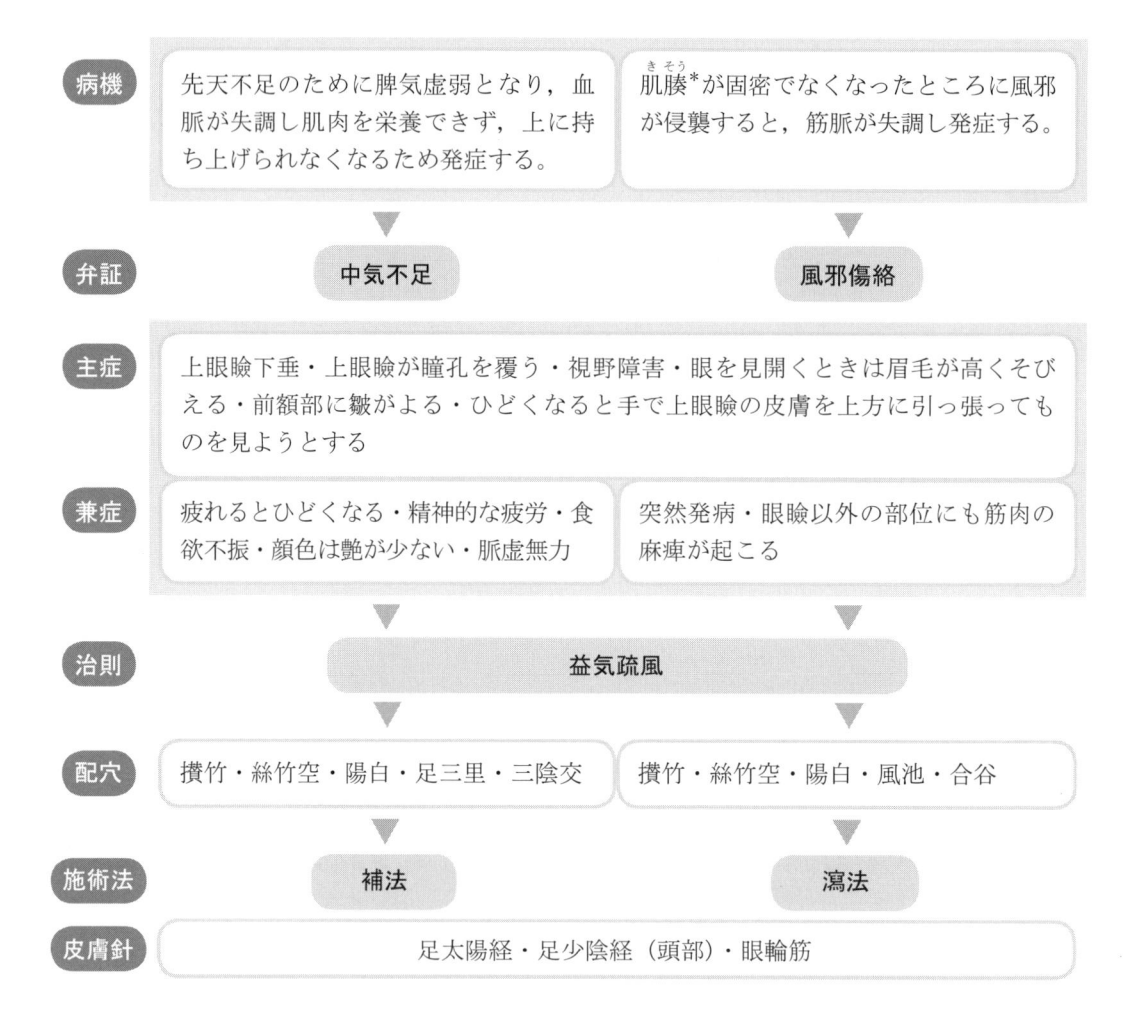

病機	先天不足のために脾気虚弱となり，血脈が失調し肌肉を栄養できず，上に持ち上げられなくなるため発症する。	肌腠（きそう）＊が固密でなくなったところに風邪が侵襲すると，筋脈が失調し発症する。
弁証	中気不足	風邪傷絡
主症	上眼瞼下垂・上眼瞼が瞳孔を覆う・視野障害・眼を見開くときは眉毛が高くそびえる・前額部に皺がよる・ひどくなると手で上眼瞼の皮膚を上方に引っ張ってものを見ようとする	
兼症	疲れるとひどくなる・精神的な疲労・食欲不振・顔色は艶が少ない・脈虚無力	突然発病・眼瞼以外の部位にも筋肉の麻痺が起こる
治則	益気疏風	
配穴	攢竹・絲竹空・陽白・足三里・三陰交	攢竹・絲竹空・陽白・風池・合谷
施術法	補法	瀉法
皮膚針	足太陽経・足少陰経（頭部）・眼輪筋	

訳者解説

陽明経筋病であり，胃経の熱を取ることと，肝経の鬱滞（気滞）を治療する必要がある。

V. 五官科

❾ 鼻淵（びえん）

〔蓄膿症〕
鼻淵とは，生臭く混濁した鼻汁が流れる・鼻閉・嗅覚減退などの症状を表す

参考 急・慢性副鼻腔炎

病機
- 風寒の邪が肺を侵襲し，長期間鬱積して火邪に変化すると，肺気の宣発*機能が失調し，邪熱が鼻竅に塞がって鼻淵となる。
- 肝胆の火邪が盛んとなり，上昇して，鼻竅を犯すと鼻淵が起こる。

弁証
- 風寒化熱
- 肝胆火旺

主症
- 鼻閉・鼻汁は黄色く量が多い
- 混濁し生臭くて黄色い鼻汁が出る・嗅覚喪失

兼症
- 悪寒・発熱・頭痛・咳嗽・痰が多い
- 頭痛・目眩*・口が苦い・のどが乾く

舌脈
- 舌診：紅舌・薄白舌　脈診：浮数
- 舌診：紅舌・黄苔　脈診：弦数

治則
- 祛風散熱・宣肺開竅
- 清瀉肝胆・通鼻開竅

配穴
- 列缺・合谷・迎香・印堂
- 太衝・風池・印堂・上星・迎香

施術法　瀉法

耳穴　内鼻・腎上腺・肺・額

訳者解説

①陽明経も関係していることから，反応を見落とさないようにすべきである。

②虚証では肺気虚によって生じ，病歴も長い。鼻汁は白くて量が多く，希薄あるいは粘稠であり，臭いはない。温めたり，運動したりするとしばらく緩解する。風冷や寒冷刺激により鼻閉や鼻汁の増加が起こる。嗅覚減退・息切れ・身体が冷える・寒がる・淡舌・白滑苔・緩虚脈を呈する。配穴は合谷・列缺・大椎・風門・肺兪・太淵・尺沢を用い，印堂・迎香・上星を加える。
　また，虚証には脾気虚による場合もあり，食欲不振・腹脹・下痢などが鑑別の要点であり，配穴は中脘・脾兪・足三里・太白に印堂・迎香・上星・合谷を加える。

⑩ 鼻衄（びじく）

鼻衄とは，鼻出血のことで，多くの疾病によくみられる症状である（外傷は除く）。

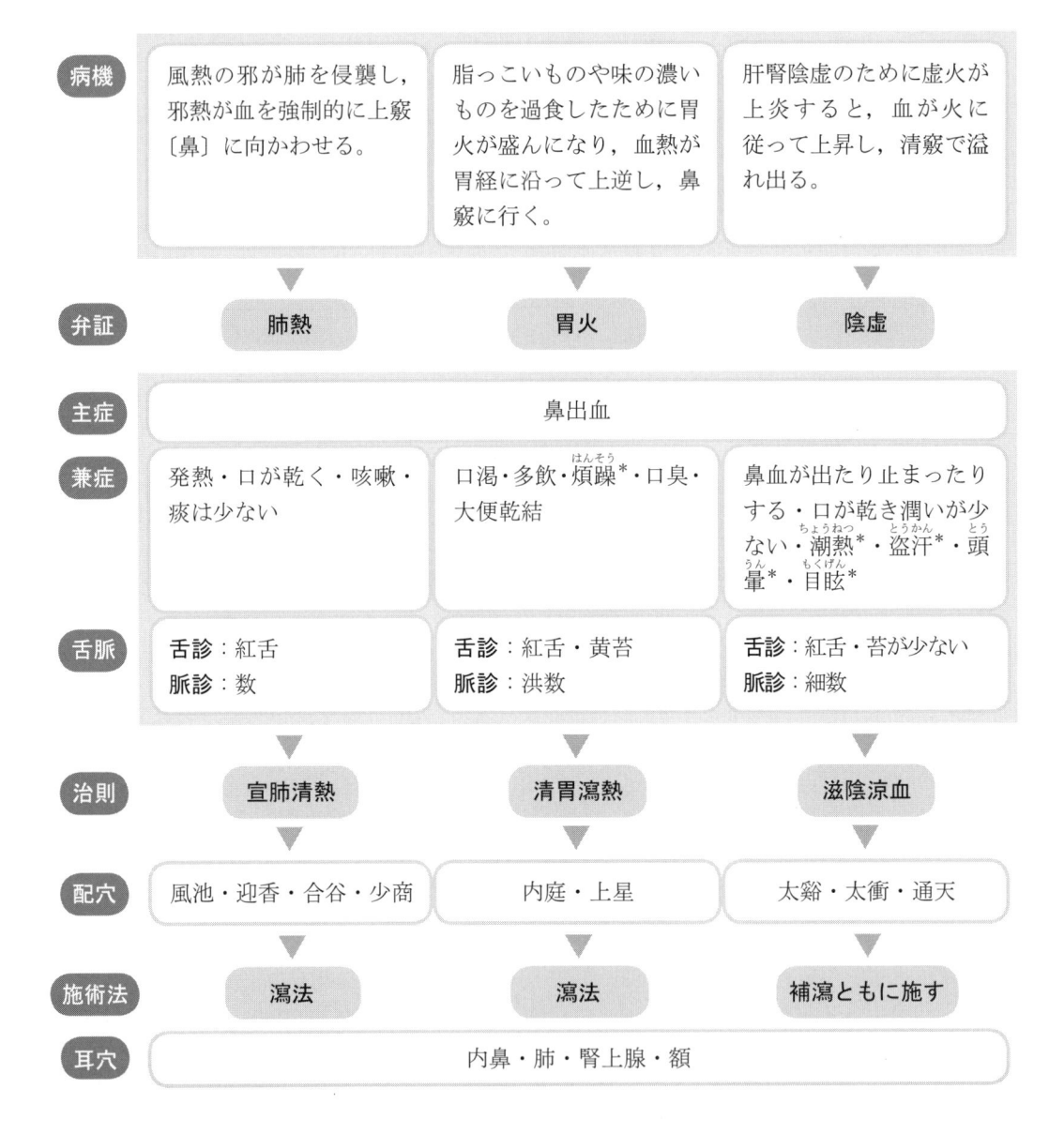

項目	肺熱	胃火	陰虚
病機	風熱の邪が肺を侵襲し，邪熱が血を強制的に上竅〔鼻〕に向かわせる。	脂っこいものや味の濃いものを過食したために胃火が盛んになり，血熱が胃経に沿って上逆し，鼻竅に行く。	肝腎陰虚のために虚火が上炎すると，血が火に従って上昇し，清竅で溢れ出る。
弁証	肺熱	胃火	陰虚
主症	鼻出血		
兼症	発熱・口が乾く・咳嗽・痰は少ない	口渇・多飲・煩躁*・口臭・大便乾結	鼻血が出たり止まったりする・口が乾き潤いが少ない・潮熱*・盗汗*・頭暈*・目眩*
舌脈	舌診：紅舌 脈診：数	舌診：紅舌・黄苔 脈診：洪数	舌診：紅舌・苔が少ない 脈診：細数
治則	宣肺清熱	清胃瀉熱	滋陰涼血
配穴	風池・迎香・合谷・少商	内庭・上星	太谿・太衝・通天
施術法	瀉法	瀉法	補瀉ともに施す
耳穴	内鼻・肺・腎上腺・額		

訳者解説

①胃火や熱による場合は，無理に止めるより自然に止まるのを待つ方がよい場合がある。

②鼻出血は脾不統血でも起こり，虚弱体質や慢性病，過度の思慮や労働，飲食不摂生により脾気が不足すると，統血機能が失調して生じる。

③鼻出血は淡紅色，量は多かったり少なかったりする。顔に艶がない・食欲不振・精神的疲労・話すのがおっくう・淡舌・白苔・緩弱脈。配穴は気海・三陰交・足三里・脾兪・肺兪。

V. 五官科

⑪ 咽喉腫痛（いんこうしゅつう）

別名：喉痺（こうひ）・乳蛾（にゅうが）

咽喉腫痛とは，多くの咽喉疾患にみられ，咽喉が腫れて痛む症状である。

参考 急・慢性咽頭炎，急・慢性扁桃炎

病機	風熱の外邪を感受し，熱邪が肺系統を侵すと咽喉の機能が阻害される。	辛いものの過食により胃火の上炎を引き起こすと，津液が灼かれて痰が生じる。痰火が咽喉で鬱滞して結ぼれると起こる。	腎陰虚損となり陰液が昇らず咽喉を滋潤することができないと起こる。また虚火が上炎し咽喉を灼くことによっても起こる。
弁証	風熱	胃火	虚熱
主症	悪寒・発熱・咳嗽・痰が多い	高熱・口渇・黄色で粘稠性の痰を出す・頭痛・口臭・大便乾結・小便は黄色	口が乾く・舌が乾燥・頬や唇が赤い・手足心熱*（てあししんねつ）
舌脈	舌診：薄苔 脈診：浮数	舌診：黄苔 脈診：洪数	舌診：紅舌 脈診：細数
治則	解表清肺	清胃瀉火	滋陰降火
配穴	少商・尺沢・合谷・曲池	商陽・内庭・天突・豊隆	太谿・照海・魚際
施術法	瀉法	瀉法	補瀉ともに施す
耳穴	咽喉・扁桃体・輪1-6・耳尖		

訳者解説

①小児では，慢性的に生じることが多い（反復性扁桃炎など）。

②咽喉は，任脈・肺経・大腸経・胃経・腎経が密接に関連する。どの経脈の異常によるものかを確認する必要がある。

⑫ 歯痛(しつう)

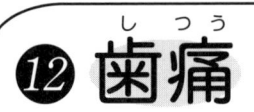

歯痛とは多くの口腔疾患にみられる症状で、冷・熱・酸・甘などの刺激によって痛みが増す。

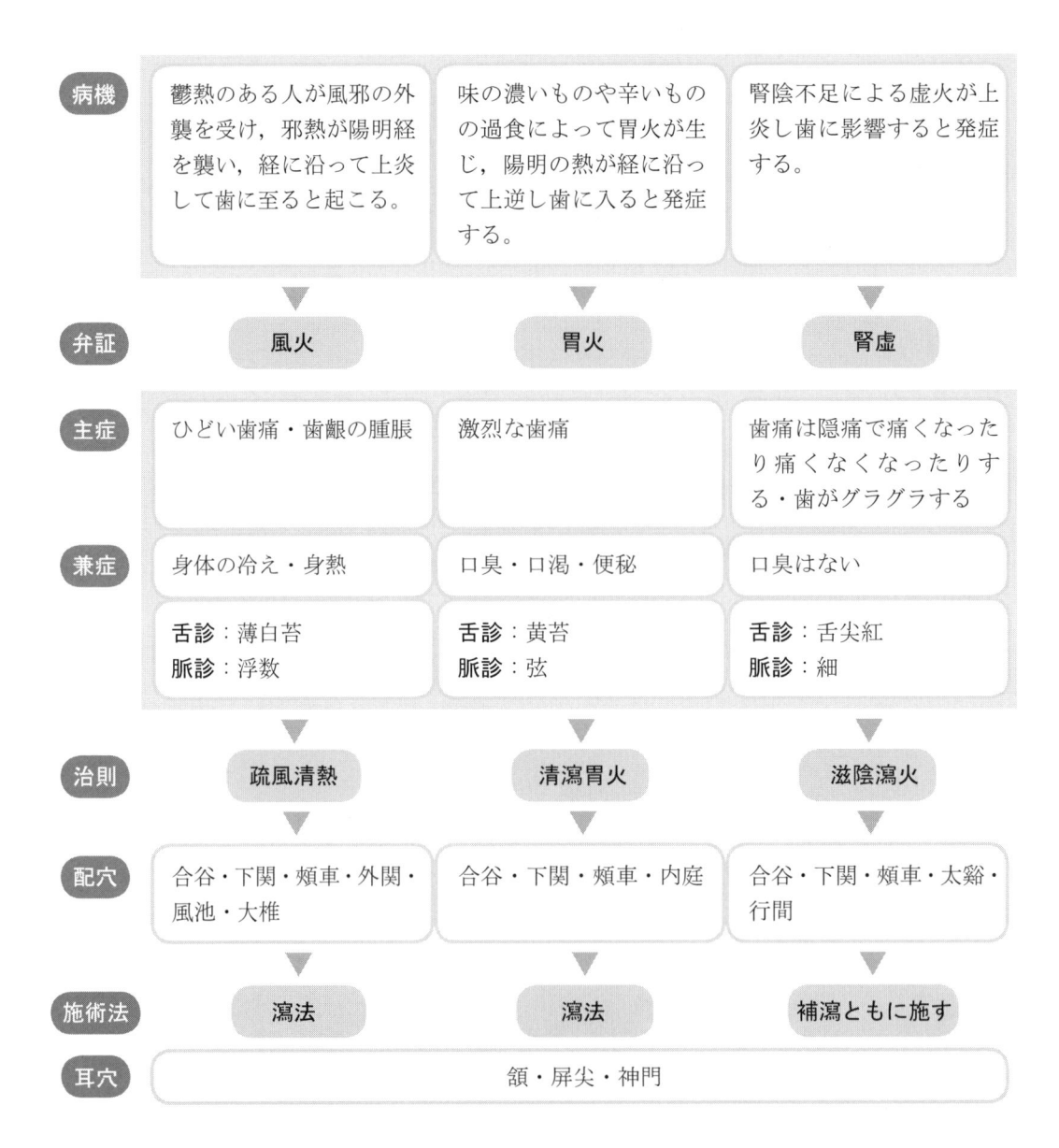

	風火	胃火	腎虚
病機	鬱熱のある人が風邪の外襲を受け、邪熱が陽明経を襲い、経に沿って上炎して歯に至ると起こる。	味の濃いものや辛いものの過食によって胃火が生じ、陽明の熱が経に沿って上逆し歯に入ると発症する。	腎陰不足による虚火が上炎し歯に影響すると発症する。
主症	ひどい歯痛・歯齦の腫脹	激烈な歯痛	歯痛は隠痛で痛くなったり痛くなくなったりする・歯がグラグラする
兼症	身体の冷え・身熱 舌診：薄白苔 脈診：浮数	口臭・口渇・便秘 舌診：黄苔 脈診：弦	口臭はない 舌診：舌尖紅 脈診：細
治則	疏風清熱	清瀉胃火	滋陰瀉火
配穴	合谷・下関・頬車・外関・風池・大椎	合谷・下関・頬車・内庭	合谷・下関・頬車・太谿・行間
施術法	瀉法	瀉法	補瀉ともに施す
耳穴	頷・屏尖・神門		

訳者解説

①上歯は胃経、下歯は大腸経が関連する。
②腎陰虚では歯槽膿漏が起こりやすい。
③歯科的に異常がなく、歯痛を訴えるのは、経脈病によることが多い。

付録 1　針灸穴位作用分類

1．治表類：
　（1）解表穴：合谷・曲池・支正・陽池・陥谷・風池・外丘・陶道・大椎
　（2）固表穴：陰郄

2．治熱類：
　（1）散熱穴：小海・陽池
　（2）清熱穴：天府・孔最・太淵・魚際・少商・二間・三間・陽谿・偏歴・温溜・曲池・臂臑・迎香・少沢・前谷・後谿・陽谷・支正・天窓・中渚・陽池・外関・会宗・天井・消濼・臑会・瘈脈・角孫・大迎・頬車・下関・人迎・缺盆・上巨虚・陥谷・厲兌・天柱・大杼・風門・浮郄・上関・頷厭・懸顱・懸釐・頭竅陰・完骨・本神・頭臨泣・承霊・然谷・大鐘・行間
　（3）泄熱穴：商陽・関衝・攅竹・委中・足竅陰・大敦・太衝
　（4）退熱穴：中衝・少衝
　（5）散火穴：陽白
　（6）泄火穴：承泣・頭維
　（7）降火穴：太谿

3．治風類：
　（1）散風穴：青霊・二間・三間・陽谿・迎香・後谿・腕骨・臑俞・天宗・秉風・曲垣・肩中俞・天窓・顴髎・顱息・角孫・絲竹空・承泣・巨髎・陥谷・天柱・大杼・気海俞・関元俞・魄戸・譩譆・上関・頷厭・懸顱・懸釐・頭竅陰・頭臨泣・承霊・血海・風府・前頂・臑会・上星・神庭
　（2）散風熱穴：翳風・目窓
　（3）散風湿穴：膝関
　（4）疏風穴：列缺・合谷・肩髎・陽池・外関・天井・清冷淵・肩髃・地倉・大迎・頬車・下関・屋翳・足三里・附分・本神・正営・大椎・瘖門
　（5）疏散風熱穴：瞳子髎
　（6）祛風穴：太淵・手三里・曲池・臂臑・口禾髎・小海・肩貞・四白・頭維・睛明・攅竹・眉衝・曲差・五処・承光・通天・絡却・玉枕・風門・天衝・浮白・完骨・陽白・風池・身柱・承漿・印堂・太陽
　（7）祛風熱穴：京骨・束骨・足通谷・至陰・率谷
　（8）祛風湿穴：天髎・委中・風市・環跳・中瀆・懸鐘
　（9）熄風穴：通里・百会

4．治寒類：
　（1）散寒類：清冷淵・大迎・陰市・犢鼻・附分・大椎
　（2）祛寒湿穴：腰陽関

5．治湿穴：
　　（1）化湿穴：足三里・解谿・衝陽・脾兪・陰陵泉・建里・中脘
　　（2）祛湿穴：血海・復溜・腰兪
　　（3）祛湿熱穴：腕骨・小腸兪
　　（4）清湿熱穴：曲泉・足五里・会陰
　　（5）利湿穴：曲池・上巨虚・商丘・漏谷・然谷・章門・長強・水分・中脘
　　（6）利湿熱穴：白環兪・意舎

6．治痰類：
　　（1）化痰穴：太淵・天鼎・庫房・屋翳・太乙・豊隆・解谿・厲兌・章門・期門・巨闕・膻中・天突
　　（2）祛痰穴：間使
　　（3）豁痰穴：滑肉門

7．治臟腑穴：
　　（1）寧心穴：陰郄・神門・間使・内関・後谿・厥陰兪・心兪・神堂・巨闕
　　（2）清心穴：少府・大陵・労宮・中衝・身柱
　　（3）通心竅穴：少海
　　（4）疏通心絡穴：心兪
　　（5）宣肺穴：中府・列缺・経渠・扶突・肩中兪・缺盆・気戸・乳根・肺兪・身柱・上星・膻中・天突
　　（6）降肺穴：尺沢
　　（7）清肺穴：中府・尺沢・天池・玉堂・紫宮・華蓋
　　（8）理肺穴：雲門・中府・俠白・偏歴・扶突・魄戸・膏肓・璇璣
　　（9）潤肺穴：孔最
　　(10) 清肝穴：胆兪・陽綱・陽陵泉・外丘・陽輔・丘墟・地五会・中封・魚腰
　　(11) 疏肝穴：肝兪・魂門・陽交・行間・太衝・蠡溝・急脈・章門・期門
　　(12) 平肝穴：太衝・百会
　　(13) 理脾穴：上巨虚・公孫・地機・期門
　　(14) 和胃穴：間使・労宮・不容・承満・梁門・関門・太乙・滑肉門・梁丘・足三里・上巨虚・豊隆・厲兌・膈兪・胃兪・魂門・胃倉・公孫・石関・幽門・神闕・水分・下脘・中脘・上脘・巨闕・鳩尾
　　(15) 清胃穴：解谿
　　(16) 調大腸穴：承筋
　　(17) 調腸腑穴：大腸兪・小腸兪・承山・大横・中注・神闕
　　(18) 清胃腸湿熱穴：内庭
　　(19) 調理腸胃穴：温溜・手三里・天枢・外陵・下巨虚・腹結・腹哀・商曲・陰都
　　(20) 利胆穴：肝兪・胆兪・陽綱・日月
　　(21) 調膀胱穴：気衝・膀胱兪・中極
　　(22) 通腑気穴：上廉・上巨虚
　　(23) 調理臟腑穴：支溝

8．治二便類
 （1）**通大便穴**：肓門・胞肓・中注・石関
 （2）**止瀉穴**：中膂兪・承扶・気穴・神闕
 （3）**昇提肛腸穴**：長強
 （4）**療痔穴**：承山・承筋・承扶
 （5）**利小便穴**：偏歴・三焦兪・委陽・胞肓・京門・箕門・交信・陰谷・四満

9．治咳喘類
 （1）**止咳穴**：経渠・太淵・天池・肩中兪・気戸・魄戸・身柱・玉堂・紫宮・華蓋・璇璣・天突
 （2）**平喘穴**：経渠・天池・人迎・水突・気戸・膺窓・風門・肺兪・魄戸・輒筋・兪府・身柱

10．治消化類
 （1）**消積化滯穴**：梁門・上巨虚・胃兪・下脘・建里
 （2）**止吐穴**：曲沢・滑肉門・上脘

11．治三焦類
 （1）**利胸穴**：天池・天泉・支溝・庫房・厥陰兪・督兪・膈兪・胆兪・神堂・率谷・天谿・胸郷・周栄・大包・陰都・步廊・霊墟・神蔵・至陽・巨闕・中庭・膻中・玉堂・紫宮・華蓋・璇璣
 （2）**利脇穴**：外関・支溝・魂門・足竅陰・大包
 （3）**利膈穴**：天鼎・扶突・率谷・至陽・華蓋
 （4）**利胸脇穴**：足臨泣・俠谿
 （5）**利胸膈穴**：食竇
 （6）**調理中焦穴**：不容・梁門・関門・条口・魂門・大都・太白・食竇・衝陽・至陽・腹通谷・建里・中脘
 （7）**調理下焦穴**：会陽・合陽・帯脈・五枢・維道・衝門・府舎・水泉・交信・築賓・陰谷・大赫・太衝・中封・中都・曲泉・陰包・足五里・陰廉・急脈・長強・中極・気海
 （8）**清利下焦穴**：横骨
 （9）**調理三焦穴**：液門・支溝・水道・三焦兪・委陽・陰陵泉

12．治神類：
 （1）**鎮静安神穴**：少海・霊道・通里・陰郄・神門・間使・内関・大陵・労宮・合谷・後谿・支正・天井・衝陽・霊兌・厥陰兪・心兪・湧泉・大鍾・照海・身柱・大椎・瘂門・強間・後頂・百会・神庭・兌端・齦交・巨闕・鳩尾・膻中・承漿・印堂
 （2）**清神穴**：豊隆・眉衝・曲差・五処・承光・通天・金門・築賓
 （3）**健脳穴**：百会
 （4）**除煩穴**：少府・曲沢
 （5）**鎮驚穴**：顱息・太乙・天衝・本神・行間・神庭・兌端
 （6）**醒脳開竅穴**：少衝・中衝・商陽・口禾髎・少沢・小海・関衝・金門・湧泉・大敦・大椎・瘂門・風府・百会・神庭・水溝・神闕
 （7）**回陽救逆穴**：少商・中衝・少衝・百会・素髎・水溝・会陰・神闕・関元

13. 治虚類：
    (1) 補脾穴：関門・足三里・解谿・脾兪・胃兪・意舎・大都・太白・商丘・三陰交・漏谷・陰陵泉・章門・懸枢・脊中・中枢・至陽・神闕・水分・下脘・建里・中脘
    (2) 温中穴：大横・肓兪・神闕
    (3) 倍補元気穴：足三里・関元兪・命門・中極・関元・気海
    (4) 固本穴：帰来・足三里・命門・百会・会陰・関元
    (5) 補腎穴：伏兎・腎兪・志室・京門・然谷・太谿・大鍾・横骨・大赫・腰陽関・命門・会陰・中極・関元・気海
    (6) 温腎穴：陰市・腰兪・腰陽関・懸枢・脊中・中枢・曲骨・関元・石門・陰交
    (7) 補肝腎穴：上髎・次髎・中髎・下髎・帯脈・気海
    (8) 壮陽穴：命門・中極・関元・石門
    (9) 温陽穴：意舎・命門・神闕
    (10) 昇陽穴：百会・気海
    (11) 養陰穴：陰郄・膏肓・然谷・復溜

14. 治気穴：
    (1) 理気穴：孔最・経渠・天泉・天鼎・中渚・人迎・気戸・庫房・承満・関門・天枢・梁丘・条口・解谿・内庭・胆兪・胃倉・肩井・淵腋・輒筋・肓兪・石関・陰都・大敦・行間・太衝・蠡溝・期門・身柱・大椎・上脘・中庭
    (2) 利気穴：肺兪・督兪・膈関・胸郷・周栄・気穴・歩廊・神封・霊墟・神蔵・彧中・兪府・至陽
    (3) 行気穴：三間・手五里・地倉・不容・譩譆・肓門
    (4) 降気穴：曲沢・人迎・水突・缺盆・庫房・屋翳・膺窓・滑肉門・帰来・大杼・督兪・膈関・輒筋・日月・懸鐘・幽門・歩廊・身柱・大椎・中脘・上脘・巨闕・鳩尾・中庭・膻中・天突
    (5) 宣気穴：陽白
    (6) 益気穴：大巨・帰来・膏肓
    (7) 調気穴：中極・膻中
    (8) 調和気血穴：曲池・肩髃・心兪・三陰交・腹結
    (9) 散厥気穴：気衝
    (10) 平衝穴：帰来
    (11) 解鬱穴：中渚・会宗
    (12) 助気化穴：中極

15. 治血脈類：
    (1) 活血化瘀穴：極泉・天泉・手五里・支溝・曲沢・庫房・乳根・解谿・気海兪・関元兪・肓門・淵腋・輒筋・太衝・期門・章門
    (2) 清営涼血穴：天府・曲沢・労宮・委中
    (3) 止血穴：孔最・長強
    (4) 統血穴：隠白
    (5) 調和営血穴：通里・天枢・気衝・膈兪・帯脈・隠白・地機・血海・大敦

（6）通脈穴：天泉・人迎

16. 治生殖類：
    （1）通調経血穴：合陽・維道・地機・血海・太谿・水泉・照海・交信・気穴・四満・中注・蠡溝・
        中都・陰包・陰廉・会陰・曲骨・中極・関元
    （2）止帯穴：曲骨・石門・五枢
    （3）通乳穴：少沢・下巨虚・肩井・天谿・神封・膻中
    （4）順胎穴：至陰
    （5）固精穴：大巨・命門・気海
    （6）舒宗筋穴：気衝

17. 治経絡類：
    （1）通経活絡穴：列缺・間使・合谷・少沢・肩貞・臑兪・聴宮・臑会・肩髎・天髎・翳風・髀関・
        犢鼻・足三里・上髎・中髎・次髎・陽交・三陰交・大敦・瘖門
    （2）疏調経気穴：会宗・消濼・耳門・伏兎・上巨虚・秩辺・聴会・肩井・居髎・風市・中瀆・外丘・
        陽輔・命門・齦交
    （3）通経穴：外陵・太衝
    （4）活絡穴：肩髃・顴髎・陽池・支溝・消濼・巨髎・附分・聴会・浮白・正営・肩井・居髎・曲泉・
        身柱
    （5）通絡穴：手三里・臂臑・中渚・三陽絡・天井・清冷淵・口禾髎・頬車・乳根・条口・解谿・
        気海兪・委中・飛陽・腰兪・霊台・神道・承漿
    （6）通督脈穴：後谿
    （7）通陽穴：大椎

18. 治筋骨類：
    （1）疏筋穴：極泉・肘髎・手五里・腕骨・陽谷・養老・天宗・陽池・飛陽・腰陽関・陽陵泉・地五会・
        曲泉
    （2）舒筋穴：巨骨・前谷・後谿・臑兪・天宗・秉風・曲垣・肩外兪・肩中兪・条口・大杼・浮郄・委中・
        附分・崑崙・僕参・金門
    （3）舒利筋骨穴：懸鐘・承山
    （4）利項背穴：束骨・足通谷
    （5）強腰健腰穴：伏兎・中膂兪・志室
    （6）強利腰脊穴：陰市・腎兪・膀胱兪・胞肓
    （7）強利腰膝穴：髀関・上髎・次髎・中髎・下髎・委中・京骨・秩辺・腰兪・腰陽関・命門
    （8）利腰健腿穴：大腸兪・白環兪・承扶・殷門・合陽・承筋・承山・跗陽・崑崙・居髎・環跳
    （9）利関節穴：上廉・肘髎・肩髃・巨骨・天宗・臑会・膝陽関・陽陵泉・丘墟・膝関
    （10）解痙穴：曲沢・大敦・筋縮・神道・大椎・太陽・魚腰・瘛脈

19. 治痛類：
    止痛穴：青霊・内関・合谷・手五里・小海・臑兪・三陽絡・清冷淵・絲竹空・地倉・下関・頭維・
        気舎・不容・太乙・外陵・犢鼻・解谿・内庭・瞳子髎・頷厭・懸顱・懸釐・本神・正営

　　　　筋縮・上星・水溝・兌端・承漿・印堂・太陽・魚腰

20. **治頭目類：**
　（1）**明目穴**：臂臑・養老・四白・頭維・睛明・攢竹・承光・瞳子髎・完骨・陽白・頭臨泣・光明・
　　　　魚腰
　（2）**清頭目穴**：液門・角孫・絲竹空・絡却・玉枕・天柱・肝兪・附陽・崑崙・衝脈・京骨・浮白・
　　　　目窓・風池・頭臨泣・俠谿・太衝・脳戸・強間・後頂
　（3）**清頭風穴**：天牖・前頂・顖会
　（4）**袪頭風穴**：曲鬢・脳空
　（5）**利官竅穴**：天牖・風池・脳戸

21. **治耳類：**
　（1）**通耳竅穴**：瘈脈・顱息・眉衝・曲差・五処・通天・足竅陰・上星・神庭・素髎
　（2）**益聰穴**：天容・聴宮・中渚・四瀆・翳風・耳門・三陽絡・聴会

22. **治鼻類：**
　通鼻竅穴：迎香・脳空

23. **治口舌類：**
　（1）**利咽穴**：魚際・少商・少沢・後谿・関衝・照海・幽門・紫宮・天突・廉泉
　（2）**清咽穴**：天鼎・扶突・天容・四瀆・水突・気舎・天突・廉泉
　（3）**開音穴**：支溝・頭竅陰・風府・瘂門・廉泉
　（4）**清音穴**：天突・廉泉
　（5）**開牙関穴**：大迎・頬車・下関・上関・曲鬢
　（6）**利舌穴**：関衝・廉泉
　（7）**利口頬穴**：地倉・曲鬢

24. **治結腫類：**
　（1）**散結穴**：気舎・缺盆・府舎・石関・霊台
　（2）**消腫穴**：商陽・二間・承漿
　（3）**解毒穴**：温溜・大迎

付録 2 針灸穴位主治分類

1．内科病症

（1）呼吸類

感冒：風門・風池・崇骨※

咳嗽：中府・雲門・俠白・尺沢・孔最・列缺・経渠・太淵・魚際・少商・商陽・合谷・手五里・扶突・水突・缺盆・気戸・庫房・屋翳・膺窓・乳根・不容・豊隆・商丘・大谿・周栄・肩中兪・大杼・風門・肺兪・厥陰兪・心兪・膈兪・膏肓兪・神堂・太谿・歩廊・神封・霊墟・神蔵・或中・兪府・天池・天泉・曲沢・行間・期門・上脘・巨闕・鳩尾・膻中・玉堂・紫宮・華蓋・璇璣・天突・廉泉・至陽・霊台・神道・身柱・陶道・大椎・聚泉※・百労※・崇骨・定喘・巨闕兪※・胃管下兪※・中泉※・四縫※穴

咳に血が混じる：尺沢・孔最・太淵・魚際・庫房・然谷・大鍾・郄門・膻中・天突

痰が多い：足三里・豊隆・或中・天池・上脘・威霊※・精霊※

気喘（呼吸困難）：中府・雲門・天府・尺沢・孔最・列缺・経渠・太淵・少商・商陽・扶突・水突・気舎・缺盆・気戸・屋翳・膺窓・乳根・不容・周栄・承満・隠白・陰陵泉・大包・天宗・肩中兪・肺兪・膈兪・魄戸・膏肓兪・神堂・輒筋・太谿・歩廊・神封・霊墟・神蔵・或中・兪府・内関・期門・中脘・鳩尾・膻中・玉堂・紫宮・華蓋・璇璣・天突・廉泉・至陽・霊台・神道・大椎・聚泉・百労・崇骨・定喘・巨闕兪・中泉・四縫穴

息切れ：俠白・足三里・極泉・四瀆・玉堂

呼吸困難と息切れ：腎兪

肺癆（結核）：胆兪・魄戸・膏肓兪・崇骨

（2）消化類

食欲不振：衝陽・不容・承満・梁門・関門・地機・神門・歩廊・神封・神蔵・或中・兪府・建里・中脘・上脘・中枢

腹が空いても食欲がない：太白・期門

消化不良：下廉・太乙・足三里・大都・太白・公孫・商丘・三陰交・腹哀・幽門・気海・下脘・中脘・上脘・璇璣・臍中四辺※・接脊※・闌尾穴

嚥下困難：人迎・周栄・膈兪・胆兪・膈関・魂門・紫宮・廉泉

嚥下障害：乳根・巨闕・中庭・膻中・天突・中魁※・膈関

噯気（げっぷ）：太淵・太白・食竇・膈関

吃逆（しゃっくり）：水突・気舎・気戸・督兪・膈関・内関・日月・行間・中脘・上脘・神闕・鳩尾・中魁

乾嘔（からえずき）：中府・俠白・隠白・大都・極泉・幽門・太衝・期門・下脘

嘔吐：太淵・不容・少商・承満・梁門・滑肉門・天枢・足三里・太白・公孫・承光・玉枕・厥陰兪・膈兪・胆兪・脾兪・三焦兪・膈関・魂門・意舎・肓兪・石関・腹通谷・幽門・歩廊・神封・霊墟・神蔵・兪府・曲沢・間使・内関・大陵・支溝・瘈脈・曲鬢・率谷・輒筋・日月・陽陵泉・期門・下脘・建里・中脘・上脘・巨闕・鳩尾・中庭・玉堂・紫宮・中枢・大椎・痙

門・印堂・金津・玉液・肘椎※・中魁※・独陰※

反胃[注1]：食竇・胃兪・水分・鳩尾・痞根・中魁

呑酸（胸やけ）：輒筋・日月・期門・中脘・巨闕

嘔血（嘔吐による出血）：太淵・不容・神門・郄門

吐血（気管や食道からの出血を含む）：天府・気戸・承満・隠白・陰郄・神門・少衝・肺兪・心兪・膈兪・肝兪・膏肓兪・紫宮・独陰

虚労吐血：中脘・上脘

消渇（糖尿病）：公孫・腕骨・支正・関元兪・中膂兪・陽綱・然谷・太谿・陽池・関元・廉泉・聚泉※・金津・玉液・胃管下兪※・腰眼

口が苦い：胆兪・頭竅陰・陽陵泉

胃脘部の痛み：合谷・不容・承満・梁門・太乙・滑肉門・梁丘・足三里・条口・衝陽・大都・太白・公孫・督兪・胃兪・胃倉・曲沢・間使・内関・大陵・建里・下脘・中脘・上脘・鳩尾・筋縮・胃上※・臍中四辺※・肘椎・胃管下兪・中泉※・裏内庭・闌尾穴

腹痛：合谷・温溜・下廉・曲池・関門・外陵・気衝・条口・陰市・内庭・太白・公孫・地機・衝門・府舎・督兪・大腸兪・膀胱兪・委中・陽綱・承山・水泉・商曲・石関・陰都・腹通谷・幽門・章門・水分・懸枢・至陽・利尿※・提托※・接脊※・下極兪※・肘椎

臍周囲の痛み：天枢・腹結・腹哀・肓兪・石門・気海・陰交・神闕・三角灸※

腸が切られるように痛む：天枢・上巨虚・少府・建里・肘尖※

腹が脹る：中府・太淵・手三里・不容・承満・関門・天枢・陰市・足三里・上巨虚・解谿・陥谷・内庭・隠白・大都・太白・公孫・商丘・地機・陰陵泉・血海・食竇・督兪・脾兪・胃兪・三焦兪・大腸兪・関元兪・意舎・胃倉・胞肓・復溜・肓兪・陰都・腹通谷・京門・太衝・中都・章門・期門・石門・気海・水分・下脘・建里・中脘・上脘・巨闕・懸枢・胃上・提托・中泉

腸鳴：三間・温溜・上廉・承満・関門・天枢・足三里・上巨虚・陥谷・太白・公孫・商丘・三陰交・食竇・督兪・胃兪・三焦兪・大腸兪・下髎・魂門・陽綱・意舎・胞肓・復溜・陰都・京門・章門・水分・上脘・中脘・臍中四辺

泄瀉（下痢）：三間・上廉・関門・足三里・上巨虚・下巨虚・内庭・大都・太白・公孫・商丘・地機・府結・脾兪・三焦兪・大腸兪・関元兪・小腸兪・膀胱兪・下髎・会陽・魂門・陽綱・意舎・然谷・復溜・交信・大赫・気穴・中注・肓兪・商曲・幽門・京門・中都・懸鐘・章門・期門・気海・陰交・水分・下脘・長強・腰兪・脊中・命門・百会・金津・玉液・臍中四辺・利尿・接脊・下極兪・肘椎・四縫※穴

激しい下痢：隠白・陰陵泉

大便溏泄（軟便・下痢）：梁門・気海・神闕・中脘・上脘・巨闕

飧泄[注2]：三陰交

洞泄[注3]：三間・腎兪・行間

嘔吐と下痢：尺沢・手三里・曲池・委中・大骨空※

霍乱[注4]：公孫・府舎・関元・大椎・水溝・肘尖

下痢：二間・合谷・曲池・天枢・足三里・下巨虚・上巨虚・内庭・太白・公孫・地機・大横・腹哀・神門・少衝・脾兪・三焦兪・大腸兪・小腸兪・中膂兪・会陽・交信・大赫・気穴・中注・肓兪・幽門・衝脈・関元・長強・懸枢・脊中・利尿・接脊

便に血が混じる：隠白・脾兪・会陽・関元・中脘・長強・腰兪・腰陽関・脊中・肘椎

腸風（風冷の邪が大腸に蓄積）による下血：公孫
便秘：合谷・天枢・足三里・上巨虚・解谿・大都・太白・商丘・大横・腹哀・大腸兪・膀胱兪・中髎・下髎・肓門・承山・四満・中注・肓兪・商曲・石関・陰都・支溝・五枢・神闕・中脘・長強・腰兪・腰奇※
大便が出ない：気海
黄疸：商丘・陰陵泉・腕骨・肝兪・胆兪・脾兪・陽綱・然谷・日月・陽陵泉・太衝・中都・章門・中脘・上脘・巨闕・脊中・中枢・筋縮・至陽・大椎・水溝・頬裏※
目が黄ばむ：二間・極泉・青霊・神門・顴髎・清冷淵・脳戸
全身が黄ばみ横臥を好む：手五里
胆石疝痛：胆嚢穴
急・慢性胆嚢炎：胆嚢穴
胆石症：胆嚢穴
胆道蛔虫症：胆嚢穴・百虫窩※
急・慢性虫垂炎：闌尾穴
膵炎：胃管下兪※
胃下垂：胃上※・利尿※

(3) 寒熱と汗類

熱病：少商・陽谿・曲池・内庭・厲兌・少衝・少沢・後谿・支正・曲沢・間使・内関・中衝・中渚・支溝・頭臨泣・脳空・風池・足竅陰・大椎・上星・内迎香※・十宣※
潮熱：尺沢・肺兪・膈兪・胆兪・陶道・大椎・百労※
骨蒸潮熱：陰郄・肺兪・陶道・大椎・百労
身熱（全身が熱い）：魚際・二間・風門・復溜・至陽・霊台・身柱
悪寒発熱：陶道・合谷・肩中兪・大杼
寒さを嫌う頭痛：睛明
足の裏のほてり：至陰・湧泉
手のひらのほてり：列缺・経渠・太淵・魚際・神門・少府・中泉※
自汗：合谷・委中・百労
盗汗（ねあせ）：合谷・後谿・委中・肺兪・督兪・膏肓兪・復溜・百労
無汗：合谷
熱病で無汗：孔最・商陽・大都・前谷・腕骨・陽谷・承光・復溜

(4) 腫張積聚類

水腫：中府・偏歴・関門・天枢・足三里・陥谷・公孫・三陰交・地機・陰陵泉・食竇・脾兪・三焦兪・腎兪・胃倉・志室・復溜・四満・維道・中極・石門・気海・神闕・水分・建里・臍中四辺※
顔面浮腫：合谷・温溜・迎香・大迎・解谿・陥谷・厲兌・天牖・懸顱・懸釐・目窓・陽綱・水溝・夾承漿※
身体の浮腫：屋翳
下腿の浮腫：復溜
身体が重く，下肢の浮腫：大都・太白

虚証の浮腫：下脘
腹水：陰交
痞塊（腹部のしこり）：肓門・章門・下脘・痞根
癥瘕（腹腔にしこりを生じる病）：天枢・三陰交・地機
膨脹（腹脹が太鼓のよう）：気海・神闕・中脘・膻中
積聚（胸腹部にしこりを生じる病）疼痛：中極
腹脹と積聚：府舎・商曲・中枢
肝脾の腫大：痞根
脇下が堅く痛む：承満・中脘

（5）神志類

不眠：公孫・三陰交・神門・申脈・太谿・照海・内関・行間・中脘・心兪・神道・強間・後頂・四神聡・印堂・翳明※・安眠※・巨闕兪※・腰奇※・虎口※

嗜睡（嗜眠）：二間・三間・顖会

すぐ横になる：肘髎・公孫・商丘・大鍾・照海・足五里

夢をよく見る：厲兌・隠白・商丘・足竅陰

健忘：神門・心兪・膏肓兪・太谿・巨闕・神道・百会・四神聡

驚悸（理由なく恐れて動悸が起こる）：曲池・大巨・神門・心兪・大陵・脳空・俠谿・巨闕・風府・百会・女膝※

怔忡（ひどい動悸）：霊道・通里

心悸（動悸）：足三里・極泉・霊道・通里・神門・陰郄・少府・少衝・厥陰兪・心兪・腹通谷・曲沢・郄門・間使・内関・大陵・鳩尾・膻中・神道・安眠

恍惚（精神がぼんやりする）：神門

心煩不寧（胸が熱く，イライラして落ち着かない）：太乙・隠白・大都・神門・心兪・天池・郄門・関衝・巨闕・鳩尾・膻中・強間・後頂

煩躁（胸が落ち着かず無意識に手足を動かす）：間使・安眠

煩熱（発熱に煩躁を伴うもの）：八邪※・虎口

癲病（精神の錯乱・抑うつ・無表情などを生じる病）：少商・陽谿・偏歴・温溜・曲池・太乙・滑肉門・足三里・豊隆・解谿・厲兌・隠白・商丘・少海・神門・少衝・前谷・後谿・陽谷・支正・小海・天窓・聴宮・絡却・心兪・肺兪・委中・承山・飛陽・申脈・束骨・足通谷・湧泉・築賓・陰谷・郄門・間使・内関・大陵・労宮・消濼・外丘・大敦・太衝・曲泉・会陰・中脘・巨闕・鳩尾・長強・筋縮・身柱・陶道・大椎・瘂門・風府・脳戸・強間・後頂・百会・顖会・上星・神庭・水溝・兌端・齦交・四神聡・女膝

狂病（精神が錯乱して興奮状態になる病）：少商・陽谿・温溜・曲池・太乙・滑肉門・足三里・衝陽・厲兌・隠白・神門・少衝・前谷・後谿・小海・天窓・絡却・心兪・肝兪・飛陽・申脈・束骨・足通谷・築賓・陰谷・間使・内関・大陵・労宮・大敦・太衝・曲泉・会陰・中脘・巨闕・長強・筋縮・身柱・陶道・大椎・瘂門・風府・脳戸・強間・後頂・百会・上星・神庭・水溝・兌端・齦交・四神聡・女膝

癇証（発作性に意識障害・けいれんなどを生じる病）：陽谿・豊隆・少海・神門・後谿・小海・聴宮・眉衝・五処・絡却・心兪・肝兪・申脈・照海・築賓・間使・内関・大陵・労宮・会宗・大敦・太衝・中脘・巨闕・長強・身柱・大椎・瘂門・風府・脳戸・強間・後頂・上星・神庭

水溝・四神聡
癲癇：僕参・金門・京骨・天井・絲竹空・天衝・完骨・本神・脳空・行間・上脘・承漿・腰兪・命門・
　　　脊中・神道・前頂・安眠※・崇骨※・接脊※・腰奇※・裏内庭
癲狂：豊隆・商丘・少海・陽谷・支正
驚癇（驚きによって癇証となったもの）：列缺・巨骨・上関・頷厭・会陰・筋縮
風癇（風邪の侵襲によって癇証発作を起こすもの）：神闕
小児癇証：崑崙
梅核気（咽喉頭異常感症）：中庭・天突・四瀆
臓躁（精神の抑うつやイライラなどを生じる情緒の病）：中脘
ヒステリー：瘂門・風門・百会・兌端・安眠・手逆注※
奔豚注5：期門・石門・陰交・三角灸※
よくため息をつく：商丘
よく悲しむ：隠白・通里・神門・少府・支正・大陵・風府
よく笑う：霊道・神門・少府・支正・大陵
恐れ驚きやすい：通里・陰郄・少府・支正・照海・天衝・命門・風府
驚狂（癲狂と同じ）：陽交・鳩尾
発狂してでたらめを言う：公孫
むやみに笑う：足三里
痴呆：神門・大鍾
胃熱による譫語：解谿

(6) 泌尿・肛門・腸類：
遺尿：関門・三陰交・箕門・少府・腎兪・関元兪・小腸兪・膀胱兪・委中・横骨・四満・大敦・行間・
　　　太衝・陰包・会陰・曲骨・中極・気海・命門・下極兪※・十七椎※穴
小便失禁：三陰交・中極・神闕・承漿
頻尿：腎兪・太谿・照海・関元・腰眼
癃閉（小便が出にくい・尿閉）：大敦・太衝・気海・長強・利尿※・気穴
尿閉：箕門・横骨・気穴・足五里・関元
小便不利（小便が出にくい）：大巨・水道・三陰交・地機・血海・衝門・少府・三焦兪・腎兪・関
　　　元兪・中髎・下髎・委陽・委中・湧泉・然谷・水泉・陽谷・中封・蠡溝・曲泉・陰包・会
　　　陰・中極・関元・石門・陰交・下極兪
淋疾（小便が出にくく痛む）：箕門・膀胱兪・大敦・交信・行間・気海・神闕・長強・腰兪・気穴
小便淋瀝（小便がポタポタとしか出ない）：血海・志室・曲骨・利尿
小便の熱感：列缺
小便の色が濃く出にくい：膀胱兪・次髎
血尿：列缺・隠白・小腸兪・大敦・関元・利尿
濁証（小便がにごる）：膀胱兪・然谷・中極・関元・腰兪・命門
転胞（下腹部が痛み排尿困難）：十七椎穴
疝気（ヘルニアや激痛を伴う大・小便の排出困難）：天枢・外陵・大巨・水道・帰来・気衝・陰市・
　　　三陰交・衝門・府舎・腹結・小腸兪・中膂兪・白環兪・次髎・合陽・承山・照海・交信・
　　　築賓・陰谷・横骨・四満・肓兪・帯脈・五枢・維道・居髎・丘墟・大敦・行間・太衝・中

封・蠡溝・中都・曲泉・急脈・会陰・曲骨・関元・石門・中極・気海・陰交・臍中四辺※・三角灸※・提托※・子宮※穴・接脊※・痞根・独陰※

小児の臍ヘルニア：築賓
鼠径ヘルニア：中極
陽痿（勃起不全）：気衝・三陰交・腎兪・上髎・会陽・志室・然谷・太谿・陰谷・横骨・気穴・曲泉・曲骨・中極・関元・石門・気海・腰陽関・命門
早泄（早漏）：大巨・中極・関元・命門
遺精：大巨・三陰交・地機・陰陵泉・腎兪・小腸兪・膀胱兪・白環兪・上髎・膏肓兪・志室・然谷・太谿・横骨・大赫・四満・中封・曲泉・会陰・曲骨・中極・関元・石門・気海・腰陽関・命門
夢遺（夢精）：三陰交・心兪
陰茎痛：列缺・帰来・気衝・三陰交・中封・急脈
睾丸腫痛：交信・蠡溝・足五里
睾丸縮腹（性機能障害の1つ）：三陰交
陰嚢湿疹：曲骨
会陰痛：会陰・秩辺・陰谷・横骨・大赫・少府・大敦・行間・中極
外陰腫痛：気衝・膀胱兪・胞肓・志室
陰部のできもの：膀胱兪・百虫窩※
陰部が湿っぽい：会陰
外陰部の収縮：大敦
痔漏：孔最・太白・商丘・衝門・小腸兪・会陽・承扶・秩辺・承筋・承山・飛陽・会陰・長強・腰兪・脊中・百会・二白

（7）心・胸・脇痛類
心痛：俠白・不容・隠白・太白・極泉・少海・霊道・陰郄・神門・少衝・厥陰兪・心兪・督兪・腹通谷・天泉・曲沢・郄門・間使・内関・大陵・労宮・巨闕・鳩尾・中庭・膻中・神道・巨闕兪※・虎口※・中泉※・独陰
厥心痛（気逆による心痛）・横になれない：大都
心下満：少商
心が臍に引っぱられるように痛む：外陵
胸痛：中府・雲門・豊隆・隠白・天谿・少府・太谿・腹通谷・歩廊・神蔵・兪府・天池・郄門・内関・巨闕・玉堂・紫宮・華蓋・璇璣・陶道
胸の中がイライラして熱い：雲門・風門・期門
胸の中がイライラして膨満感がある：中府・俠白・太淵・曲池
胸部の膨満感・痛み：鳩尾・璇璣
胸部脹満：尺沢・経渠・肺兪
胸悶胸痛：乳根・極泉
脇肋痛：気戸・不容・周栄・極泉・外関・青霊・腕骨・陽谷・肝兪・胆兪・脾兪・支溝・淵腋・日月・陽陵泉・懸鐘・足臨泣・地五会・太衝・中都・華蓋・巨闕兪・胆嚢穴
胸脇痛：陰都・大包・少衝・大陵・頭竅陰・本神・輒筋・外丘・陽輔・丘墟・俠谿・足竅陰・行間・章門・胃脘下兪※・二白・手逆注※・独陰

胸脇脹痛：魂門・庫房・屋翳・膺窓・食竇・胸郷・然谷・霊墟・至陽
胸脇脹満：気戸・太白・周栄・神封・彧中・水泉・陽交・懸鍾・行間・中封・期門・紫宮・中泉※
胸背痛：経渠・太淵・気戸・不容・胸郷・風門・心兪・天泉
胸腹脹満：厲兌・神堂・中庭
季肋から少腹の痛み：支溝

（8）その他
頭痛：孔最・合谷・陽谿・温溜・上廉・四白・頭維・人迎・豊隆・解谿・青霊・少海・通里・神門・少沢・腕骨・支正・小海・攅竹・眉衝・曲差・五処・承光・通天・玉枕・天柱・大杼・風門・飛陽・跗陽・崑崙・申脈・京骨・束骨・足通谷・至陰・太谿・関衝・液門・中渚・外関・天髎・瘈脈・顱息・角孫・絲竹空・瞳子髎・聴会・上関・頷厭・率谷・天衝・浮白・頭竅陰・完骨・本神・陽白・頭臨泣・目窓・正営・承霊・脳空・風池・足臨泣・地五会・俠谿・行間・太衝・曲泉・中脘・身柱・陶道・瘂門・脳戸・強間・後頂・百会・上星・神庭・下廉・四神聡・印堂・上迎香※・瞖明※・安眠※・新設※・腰奇※・虎口※・威霊※・精霊※・八風※

偏正頭痛：列欠・太陽・耳尖※
偏頭痛：懸釐・曲鬢・陽輔・足竅陰・内関・天井
頭頂部痛：前谷・後谿・湧泉・前頂・新設
頭風（難治性頭痛）：下廉
頭重：通天・跗陽・耳和髎・瘂門・脳戸
眩暈（めまい）：合谷・下廉・四白・下関・解谿・霊道・神門・眉衝・通天・絡却・天柱・肝兪・内関・申脈・頷厭・率谷・頭竅陰・承霊・風池・俠谿・行間・太衝・関元・風府・脳戸・後頂・百会・上星・神庭・四神聡・内迎香※・瞖明・安眠・虎口
頭暈（頭のふらつき）：足三里・陽谷・天髎・正営・命門・前頂・印堂
顔面痛：四白・下関・聴会・上関・脳戸
三叉神経痛：印堂・太陽・夾承漿※
眉弓・眉間の痛み：解谿・攅竹
眼窩上神経痛：魚腰
眼瞼チック：承泣・四白・巨髎・地倉・頭維・顴髎・攅竹・絲竹空・陽白・魚腰
眼瞼下垂：魚腰
口眼歪斜（顔面麻痺）：列欠・二間・合谷・偏歴・迎香・承泣・四白・巨髎・頬車・下関・衝陽・顴髎・瞖風・聴会・上関・完骨・風池・承漿・水溝・太陽・魚腰・牽正※・頬裏※
口眼喎斜（顔面麻痺）：地倉・大迎・内庭・霊兌・絡却・通天・耳和髎・行間・強間・兌端・齦交・夾承漿
顔面チック：夾承漿
重舌（舌下腺の腫大）：少商・瘂門・印堂
失語：陰郄・金津・玉液・上廉泉
中風（脳血管障害）：足三里・天窓・風池・肩井・風市・行間・瘂門
中風による失語：廉泉・神道・風門・百会
半身不随：列欠・合谷・上廉・手三里・肩髎・大巨・委中・内関・本神・環跳・風市・中瀆・陽陵泉・陽輔・懸鐘・丘墟・足臨泣
上肢不随：曲池・手逆注※・肩前※

手のふるえ：外関
下肢不随：陰市・梁丘・跗陽
足内反：陵後※
足の麻痺：髀関・気端※
癱瘓(たんたん)（手足の麻痺）：居髎
抽搐（けいれん）：筋縮
瘈瘲（手足のけいれん）：曲池・屋翳・商丘・腕骨・上関・頷厭・陽交・行間・長強・神道・百会
脚気：犢鼻・足三里・上巨虚・太白・公孫・三陰交・承山・僕参・照海・風市・陽陵泉・懸鐘・膝眼・鶴頂

2．骨科病症

下顎脱臼：聴会
落枕（寝違え）：定喘・外労宮※
項のこわばり：列缺・後谿・腕骨・支正・天柱・風門・魄戸・崑崙・申脈・京骨・束骨・足通谷・天牖・角孫・曲鬢・霊台・陶道・大椎・脳戸・後頂・齦交
項のこわばりと頸部の痛み：頬車・気舎・肩外兪・天窓・大杼・附分・天衝・消濼・天井・浮白・頭竅陰・完骨・本神・脳空・風池・肩井・外丘・懸鐘・丘墟・瘂門・風府・強間・新設※・百労※
後頸部のひきつり：臂臑
頸部を回旋しにくい：通天
頸から腕の後面外側の痛み：小海
缺盆の中の痛み：太淵・缺盆・肩貞・陽輔
肩背痛：中府・雲門・温溜・肩中兪・天柱・魄戸・神堂・外間・中渚・支溝・肩井・神道・大椎・新設・定喘・巨闕兪※
肩背痛とさむけ：二間
肩背から上肢の痛み：養老
肩背がこわばり痛む：三焦兪・附分・崑崙
肩から上腕の疼痛：臂臑・肩髃・巨骨・条口・青霊・陽池・清冷淵・臑会・輒筋・頸臂※
肩から上腕の外側後面の痛み：少沢
肩痛：通里
上肢がだるく痛む：偏歴
肩から手指の痺れ：頸臂
肩胛痛：肩貞・天宗・秉風・曲垣・大杼・膏肓兪・臑会
肩の腫れ：水突・気舎・肩前※
肩の熱感：肩髃
肩が重く挙上できない：肩前
肩から缺盆の痛み：商陽
上肢がだるく痛み痺れる：秉風・奪命※
上肢が萎縮して痺れる：頸臂
上肢冷痛：肩外兪

上肢の皮膚の痛み：会宗
上肢のふるえ：曲沢
上肢痛：合谷・四瀆・消濼・肩髎・浮白・淵腋・二白・手逆注※
上肢外側痛：陽谷
上肢の痺れ・手の振戦：少海
肩から手の痛み：合谷・陽谿
上腕内側後面痛：少衝
上腕内側痛：天府・侠白・定喘
肘のけいれん痛：尺沢・孔最・魚際・合谷・下廉・手三里・肘髎・手五里・極泉・前谷
肘の屈伸困難：外関
肘の痺れ：附分
肘・上腕外側後面痛：天宗
上肢のけいれん：霊道
上肢のだる痛さ・痺れ：上廉・手三里
上肢の痛み・痺れ・挙上不能：肩貞
上肢のけいれん：肩髎・液門・三陽絡
前腕に力が入らない：曲池
手・前腕に力が入らず痛む：太淵
手・前腕の痛み：陽谷・陽池・大陵
手指のけいれんと腕の痛み：腕骨・小骨空※
手指・前腕のけいれん：少商・合谷
手指・手背腫痛：三間・曲池・外関・八邪※・威霊※・精霊※・外労宮※
手指を屈伸できない：中渚・五虎※・外労宮
手の小指のけいれん：少府・支正
指先の痺れ：十宣※・八邪・外労宮
背部のこわばり：膈兪・神堂・膈関・長強・瘂門・筋縮・至陽・水溝
背部痛：肝兪・胃倉・陶道・中渚
腰背部のこわばり・ひきつり：承筋・承山・飛陽・中枢・至陽
腰背部のこわばり・痛み：肺兪・三焦兪・大腸兪・膀胱兪・中膂兪・殷門・委陽・志室・胞肓・合陽・
　　　　　太谿・大鍾・復溜・気穴・肓兪・章門・水分・腰兪・懸枢・脊中・神道・身柱・大椎
急性腰痛：養老・水溝・威霊・精霊
腰痛：陰市・気海兪・関元兪・上髎・次髎・中髎・下髎・委中・崑崙・申脈・金門・中注・京門・
　　　帯脈・五枢・維道・環跳・中封・命門・子宮※穴・下極兪※・痞根・腰眼
腰痛で仰向くことができない：地機・蠡溝
腰下肢痛：髀関・小腸兪・白環兪・附陽・京骨・居髎
腰から膝のこわばり・けいれん：陰交
腰から膝がだるく痛む：腎兪
腰から仙骨にかけて痛む：陰包
腰骶臀股部疼痛：承扶・秩辺・腰陽関・十七椎※穴
腰背から尾骨にかけて痛む：長強
腰から足の痺れ：次髎

鼠径溝腫痛：箕門
下肢の冷え：太谿
下肢のけいれん：陰廉
下肢だるく痛む：下極兪※
下肢だるく痛む・麻痺：合陽
下肢内側痛：行間
下肢後面痛：束骨
下肢外側痛：風市・陽陵泉・懸鐘・膝眼・鶴頂
股関節屈伸不利：委中
臀部・股部の痺れ：浮郄
大腿の萎縮・痺れ：髀関
大腿疼痛：殷門
股内側痛：血海・陰廉・急脈
大腿・膝の麻痺とだるい痛み，屈伸できない：陰市・気海兪
下腿・足部のけいれん，痛み，萎縮，冷え，痺れ：委陽
膝関節痛：犢鼻・足三里・陰陵泉・光明・膝眼・鶴頂
膝の腫れ：梁丘・環跳・膝陽関・陽陵泉・行間・膝関・曲泉
膝だるく重い：承筋・陵後※
膝部・足部のけいれん：京骨
下肢内側の痛み：交信・陰谷・陽交・懸鐘・俠谿・太衝
下腿痛：地五会・俠谿
下腿のだる痛さ：蠡溝
筋がひきつり屈伸できない：髀関・筋縮
こむらがえり：浮郄・委中・膝陽関
こむらがえり：承山・十七椎※穴・膝眼
下腿が冷えて痛む・麻痺：条口・承筋・築賓・膝陽関
下腿の冷え：厲兌・申脈・中封
くるぶしの腫痛：条口・足臨泣・地五会・俠谿・足竅陰・行間・太衝・八風※
くるぶしの上が痛む：霊道・然谷
くるぶしの痛み：商丘・金門・太谿・中封
外果の腫れと痛み：丘墟
外果が赤く腫れる：跗陽
かかとの痛み：崑崙・僕参・大鍾
五趾がすべて痛む：裏内庭
足に力が入らない：衝陽・三陰交・浮白・居髎・八風
痿証（筋に力が入らない）：太白

3．婦産科病症

月経不順：曲池・天枢・気衝・三陰交・地機・血海・腎兪・白環兪・上髎・中髎・然谷・太谿・大鍾・水泉・照海・交信・陰谷・大赫・気穴・四満・中注・肓兪・帯脈・五枢・維道・大敦・行

間・太衝・蠡溝・曲泉・陰包・陰廉・会陰・曲骨・中極・関元・気海・腰兪・腰陽関・子宮※穴・八風※・独陰※

痛経（生理痛）：天枢・外陵・水道・地機・血海・気海兪・次髎・水泉・照海・大赫・行間・曲泉・曲骨・中極・関元・気海・提托※・子宮穴・十七椎※穴

無月経：合谷・帰来・三陰交・行間・関元・石門・気海

崩漏（不正性器出血）：隠白・三陰交・血海・通里・合陽・交信・陰谷・四満・大敦・中都・中極・関元・石門・気海・陰交・気門・子宮穴・十七椎穴

帯下（おりもの）：帰来・腎兪・小腸兪・白環兪・上髎・会陽・大赫・気穴・四満・行間・曲泉・中極・石門・気海・陰交

赤白帯下（赤色と白色が混じったおりもの）：三陰交・次髎・中髎・照海・帯脈・五枢・蠡溝・陰廉・曲骨・関元・腰陽関・命門

習慣性流産：衝門

胎気上衝（妊娠によるイライラや不安など）：命門

胎勢異常（逆子）：至陰

妊娠癇証：印堂

出産時の早期破水：合谷・三陰交・崑崙・至陰・肩井

分娩後胎盤が出ない：至陰・中極・関元・気海・独陰

妊産婦血暈：足三里・三陰交・内関・中脘・印堂

産後腹痛：石関・曲泉

悪露が排出されない：三陰交

悪露が長期にわたりなくならない：四満・中都・中極・関元・石門・気海・陰交・気門

乳汁分泌不全：乳根・天谿・少沢・前谷・膻中

女性の瘕聚：膀胱兪

陰挺（子宮脱）：三陰交・少府・上髎・然谷・水泉・照海・交信・大赫・五枢・維道・蠡溝・曲泉・足五里・急脈・会陰・中極・関元・気海・百会・利尿穴※・提托・子宮穴

陰部瘙痒：然谷・照海・交信・蠡溝・曲泉・中極・関元・陰交・長強

女性の陰部痛：陰陵泉

不妊：気衝・大赫・四満・石関・陰都・神闕・三角灸※・気門・子宮穴

4．小児科病症

疳積（小児の栄養失調）：足三里・章門・中脘・脊中・外労宮※・四縫※穴

小児驚風：尺沢・少商・隠白・合谷・腕骨・五処・金門・湧泉・中衝・率谷・本神・陽陵泉・太衝・大椎・前頂・顖会・上星・水溝・素髎・印堂・十宣※・威霊※・精霊※・裏内庭

小児驚癇：瘈脈・顖息・頭臨泣・目窓・臍中四辺※

脳浮腫・大脳発育不全：四神聡

臍風（新生児の破傷風）：然谷・外労宮

百日咳：四縫穴

流行性耳下腺炎：合谷

寄生蠕虫症：四縫穴・百虫窩※

5．外科病症

疔瘡（できもの）：合谷・小海・委中・郄門・霊台・身柱・印堂・夾承漿※・肘尖※
癰腫（化膿性腫脹）：小海・天容・風門・委中・肘尖
丹毒（急性リンパ管炎）：曲池・血海・委中・奪命※
乳癰（化膿性乳腺炎）：尺沢・魚際・屋翳・乳根・梁丘・足三里・下巨虚・天谿・少沢・天宗・肓門・歩廊・霊墟・天池・肩井・光明・足臨泣・地五会・玉堂
瘰癧：手三里・曲池・手五里・臂臑・肩髃・巨骨・天鼎・扶突・大迎・人迎・水突・欠盆・極泉・少海・肩貞・天池・天井・臑会・翳風・浮白・肩井・陽輔・足臨泣・足五里・百労※・肘尖
角弓反張（後頭から背部が強直する病症）：陽陵泉・陶道・大椎・神庭・新設※・臍中四辺※
瘿瘤（甲状腺腫）：天府・巨骨・天鼎・扶突・人迎・水突・気舎・天窓・天容・通天・絡却・天井・臑会・天衝・浮白・風池・天突・脳戸
虫さされ：八邪※・八風※
咬傷後感染症：外丘
足のチアノーゼ：八風
顔面の発赤・口唇の腫れ：上星・顖会・齦交
頬下の腫れ：商陽
下顎の腫れ：顴髎
頸部痛：大迎・少海
首や下顎の腫れ：口禾髎・二間・絡却・腕骨・陽谷・耳門・曲鬢
腋下の腫れ：胆兪・淵腋・輒筋・天池・間使・陽輔・懸鐘・丘墟・地五会
足背の腫痛：衝陽・陥谷・内庭・気端※
無脈症：太淵

6．皮膚科病症

湿疹：三陰交・血海
風疹：合谷・曲池・血海・天窓・環跳・大椎・定喘・百虫窩※
皮膚の瘙痒：三陰交・風市・百虫窩
顔のかゆみ：迎香
酒皶鼻（赤鼻）：素髎
顔面の瘡癬（真菌による皮膚病）：齦交
鵝掌風（手掌の皮膚病）：労宮
疥瘡（伝染性瘙痒性皮膚病）：合谷・曲池・後谿・陽谷・支正
疣（いぼ）：陽谷・支正
白癜風（限局性の皮膚の色素脱失）：中魁※・奪命

7．眼科病症

目の充血・腫れ・痛み：合谷・陽谿・偏歴・曲池・承泣・四白・解谿・後谿・陽谷・顴髎・睛明・

攅竹・天柱・肝兪・申脈・照海・関衝・液門・中渚・外関・角孫・絲竹空・瞳子髎・曲鬢・頭臨泣・目窓・脳空・風池・丘墟・地五会・足竅陰・行間・太衝・脳戸・上星・神庭・前頂・印堂・太陽・魚腰・上迎香※・内迎香※・耳尖※・小骨空※

ものもらい：耳尖
目のかゆみ：四白・睛明
目の痛み：二間・三間・下廉・前谷・玉枕・曲差・至陰・中渚・瞳子髎・陽白・承霊・光明・風府・八邪※・大骨空※・拳尖※
外眼角の痛み：懸顱・懸釐・頷厭・陽白・陽輔・足臨泣・俠谿
熱い涙：頭臨泣・風池・神庭
冷たい涙：腕骨
風にあたると涙が出る：承泣・四白・頭維・睛明・攅竹・瞳子髎・上星・上迎香
まぶしがり，光りを嫌がる：瞳子髎
結膜が角膜に侵入：睛明
角膜に膜が生じる：陽谿・四白・巨髎・少沢・前谷・後谿・腕骨・睛明・京骨・角孫・瞳子髎・頭臨泣・丘墟・神庭・魚腰・大骨空・小骨空・中泉※
緑内障：商陽・行間・球後※・翳明※
色盲：睛明
夜盲：承泣・睛明・肝兪・陽白・光明・神庭・翳明
白内障：瞳子髎・球後・翳明・大骨空
近視：曲池・養老・肩中兪・睛明・攅竹・曲差・五処・承光・玉枕・絡却・肝兪・瞳子髎・目窓・球後・翳風
遠視：目窓・翳風
目昏（よく見えない）：腎兪・水泉・天牖
目眩（目がくらむ）：頭維・少海・霊道・後谿・支正・小海・睛明・攅竹・曲差・五処・承光・風門・飛陽・崑崙・束骨・足通谷・太谿・中渚・絲竹空・本神・陽白・頭臨泣・目窓・正営・脳空・足臨泣・足竅陰・曲泉・強間・前頂・顖会
目の違和感：太陽
各種の眼病：顖会・球後・翳明

8．耳鼻喉科病症

耳鳴：商陽・陽谿・偏歴・下関・足三里・少沢・前谷・腕骨・陽谷・肩貞・天窓・天容・聴宮・絡却・腎兪・太谿・関衝・液門・中渚・外関・支溝・地五会・俠谿・足竅陰・命門・百会・翳明
耳聾：商陽・合谷・陽谿・偏歴・下関・少沢・後谿・陽谷・小海・肩貞・天窓・天容・聴宮・腎兪・太谿・関衝・液門・中渚・陽池・外関・支溝・会宗・三陽絡・四瀆・天井・天牖・翳風・瘈脈・耳門・聴会・上関・浮白・頭竅陰・頭臨泣・脳空・風池・地五会・俠谿・足竅陰・安眠※
聾唖：廉泉
耳痛：液門・顱息・角孫・頭竅陰
聤耳（中耳炎）：下関・聴宮・耳門・聴会・上関
風邪による鼻閉：口禾髎・迎香・前谷・眉衝・曲差・承光・通天・絡却・玉枕・天柱・風門・飛揚・至陰・頭臨泣・百会・素髎・水溝・兌端・上迎香※

鼻窒（間欠性の鼻閉）：迎香・通天・天柱・承霊
水様性鼻汁：口禾髎・通天・素髎
黄色鼻汁：厲兌
鼻汁過多：承光・風門・承霊
蓄膿症：合谷・迎香・通天・頭臨泣・承霊・風池・前頂・顖会・上星・神庭・素髎・齦交・印堂
鼻衄（鼻出血）：天府・少商・二間・三間・合谷・偏歴・温溜・口禾髎・迎香・巨髎・内庭・厲兌・隠白・陰郄・曲差・通天・肝兪・委中・承山・飛陽・崑崙・足通谷・至陰・郄門・承霊・風池・風府・顖会・上星・神庭・素髎・水溝・印堂・大骨空※・中魁※
鼻のできもの：口禾髎・通天
鼻のポリープ：口禾髎・顖会・上星・迎香・素髎・上迎香
鼻痛：脳空・顖会・上星
各種鼻疾患：足三里・耳和髎・内迎香※
のどの腫れ・痛み：尺沢・孔最・列缺・商陽・三間・合谷・陽谿・偏歴・温溜・曲池・天鼎・扶突・人迎・水突・気舎・缺盆・豊隆・少沢・前谷・天窓・天容・天柱・胆兪・湧泉・太谿・華蓋・天突・風府・上廉・新設※・八邪※・小骨空※・虎口※
喉痺注6：中府・経渠・太淵・魚際・少商・二間・内庭・大杼・肺兪・関衝・液門・中渚・陽池・完骨・足竅陰・玉堂・子宮※・華蓋・璇璣・廉泉・内迎香・金津・玉液・耳尖※
急性の失声：天鼎・扶突・少海・霊道・天窓・支溝・三陽絡・四瀆・天突・廉泉・承漿
失声：孔最・魚際・合谷・手三里・頬車・神門・聴宮・湧泉
ろうあ：瘂門・脳戸・上廉泉
咽の乾燥：魚際・極泉・神門・照海・太衝・胃脘下兪※

9．口腔科病症

歯痛：列缺・二間・三間・合谷・手三里・巨髎・地倉・大迎・頬車・下関・内庭・厲兌・陽谷・顴髎・聴宮・太谿・四瀆・消濼・耳門・角孫・絲竹空・聴会・上関・頷厭・懸顱・曲鬢・浮白・正営・承漿・水溝・兌端・太陽・八邪・虎口・中魁・八風※
歯茎の腫れ：承漿・齦交
頬の腫れ：手三里・地倉・大迎・頬車・前谷・小海・天宗・天窓・天容・外関・翳風・曲鬢・完骨・光明・俠谿・齦交
歯肉の潰瘍：夾承漿※・頬裏※
牙槽風（慢性の歯周炎）：女膝※
歯茎の出血：承漿・齦交
口内炎：労宮・廉泉・承漿・兌端・齦交・頬裏・牽正※・金津・玉液・廉泉
口舌の腫れ・痛み：温溜・商丘・中衝・廉泉・金津・玉液
舌根部の出血：脳戸
唇の腫れ：四白・顴髎
牙関緊急（食いしばる）：大迎・下関
口や舌の乾燥：尺沢・二間・三間・湧泉・陽池・角孫・廉泉

10. 救急

昏厥（一時的な意識不明）：商陽・隠白・湧泉・中衝・会陰・素髎・神闕・中脘・上脘・瘂門・百会・水溝・厲兌・十宣※

新生児窒息：素髎

溺水窒息：会陰

急死：威霊※・精霊※

中風（脳血管障害）の救急：少商・商陽・少衝・少沢・委中・労宮・中衝・関元・神闕・気端※

病証名注釈

注1：胃反・翻胃ともいう。食後，長期間消化できず，胃部が膨脹・膨満し，食べものを嘔吐する病変。
注2：大便に未消化物を含む泄瀉。
注3：陰寒内盛による泄瀉。
注4：突然発病し，激しい嘔吐・下痢・胸や腹の痞え・煩わしく不快などを特徴とする病証。
注5：気が少腹から胸腹部・咽喉に突き上がる感じで，発作時は非常につらい病証。
注6：咽喉の腫れと痛み，嗄声（声がしゃがれる），嚥下困難などの総称。

穴名注釈（※）　五十音順

安眠（あんみん）：奇穴。安眠1は翳風と翳明（奇穴。翳風の後ろ1寸に取る）を結んだ中点に取る。安眠2は翳風と風池を結んだ中点に取る。

胃脘下兪（いかんげゆ）：奇穴。第8胸椎棘突起の下，外方1.5寸に取る。

胃管下兪（いかんげゆ）：奇穴。①第8・第9胸椎棘突起間，外方1.5寸に取る（胃脘下兪と同じ）。②膵兪・胃管下兪三穴ともいう。第8・第9胸椎棘突起間に1穴，外方1.5寸に2穴取る。

胃上（いじょう）：奇穴。臍の上2寸，下脘の外4寸に取る。

威霊（いれい）：推拿の穴位名。威寧ともいう。①手関節の背面で横紋の尺側端に取る。②手背にあり，第2中手骨基底部の橈側に取る。ほかにも諸説あり。

翳明（えいめい）：奇穴。乳様突起下の陥凹部，翳風穴の後ろ1寸に取る。

外労宮（がいろうきゅう）：奇穴。手背の中央，①手掌の労宮と相対するところに取る。②手関節後面横紋と第3中手骨を結ぶ線の中央に取る。

気端（きたん）：奇穴。足趾10本の尖端に取る。左右10カ所ある。

気門（きもん）：奇穴。臍の下3寸，関元穴の外3寸に取る。

球後（きゅうご）：奇穴。眼窩下縁の外1/4と内3/4交わるところに取る。

夾承漿（きょうしょうしょう）：奇穴。オトガイ唇溝の中央（承漿）の両側1寸に取る。

頬裏（きょうり）：口腔内の粘膜上で，口角から1寸，口角と水平に取る。

頸臂（けいひ）：奇穴。側頸部の鎖骨上縁で，①鎖骨内1/3と外2/3の交点の上1寸，胸鎖乳突筋後縁に取る。②鎖骨上窩中央と鎖骨内側端を結んだ線の中央に取る。

下極兪（げきょくゆ）：奇穴。第3腰椎棘突起の下陥凹部に取る。

牽正（けんせい）：奇穴。耳垂の前0.5～1寸，咬筋中に取る。

拳尖（けんせん）：奇穴。手背側の第3中手骨頭に取る。

肩前（けんぜん）：腋下横紋前端より上1寸に取る。なお，肩後（けんご）は腋下横紋後端より上1.5寸に取る。肩後・肩髃と合わせて，肩三針という。

巨闕兪（こけつゆ）：第4, 5胸椎棘突起間に取る。

五虎（ごこ）：奇穴。第2指と第4指の中手指節関節の尖ったところに取る。拳をつくって取り，一側に2カ所，左右8カ所ある。

虎口（ここう）：奇穴。手背にあり，第1，第2中手骨遠位端の中点で，表裏の肌目に取る。
臍中四辺（さいちゅうしへん）：奇穴。臍中央と臍より上下左右各1寸の五カ所に取る。
三角灸（さんかくきゅう）：奇穴。疝気ともいう。左右の口角を直線で結んだ線を一辺とした正三角形を作り，その頂点を臍に起き，底辺を臍と水平にした残りの2つの角に取る。
子宮（しきゅう）：奇穴。中極穴の外3寸に取る。
耳尖（じせん）：奇穴。耳介の上端，耳を前方に折り曲げて，耳介の尖端に取る。
十宣（じっせん）：「訳注一覧」を参照
四縫（しほう）：奇穴。「訳注一覧」を参照。
十七椎（じゅうななつい）：奇穴。第5腰椎棘突起の下陥凹部に取る。
聚泉（じゅせん）：奇穴。舌面の中央に取る。
上迎香（じょうげいこう）：奇穴。内眼角から下方5分に取る。
小骨空（しょうこっくう）：奇穴。小指背側の近位指節間関節横紋の中央，指を屈して取る（遠位に取る説もある）。
女膝（じょしつ）：奇穴。踵骨の中央で，アキレス腱付着部の下縁に取る。
新設（しんせつ）：奇穴。①後頸部で，斜角筋の外縁，後髪際の下1.5寸に取る。②風池穴の直下で後髪際の下1.5寸，第4頸椎横突起の先端で，僧帽筋の外縁に取る。
崇骨（すうこつ）：奇穴。第6頸椎棘突起下縁に取る。
精霊（せいれい）：推拿の穴位名。精寧ともいう。①手関節後面横紋の橈側端に取る。②手背にあり，第4，第5中手骨間で中手指節関節から0.5寸の所，ほぼ外労宮に並ぶ。ほかにも諸説あり。
接脊（せっせき）：奇穴。接骨ともいう。第12胸椎棘突起の下陥凹部に取る。
大骨空（だいこっくう）：奇穴。母指背側の指節間関節横紋の中央に取る。
奪命（だつめい）：奇穴。①上腕前面外側，肩髃穴と尺沢穴を結んだ線の中央に取る。②上腕外側で肩峰と肘窩横紋橈側端を結んだ線の中央に取る。曲池と肩髃との中点に取る。
中魁（ちゅうかい）：奇穴。手背にあり，第3近位指節間関節の横紋の中央，屈して取る。
中泉（ちゅうせん）：奇穴。手関節横紋上で陽池穴と陽谿穴の中点に取る。
肘尖（ちゅうせん）：奇穴。肘関節の後面で，肘を屈し，肘頭の尖端に取る。
肘椎（ちゅうつい）：腰にあり，伏臥位で肘を体幹に付け，肘の尖端を結んだ線と後正中線の交点の外方1寸に取る。
提托（ていたく）：奇穴。帰髎ともいう。臍の下3寸，関元穴の外4寸に取る。
手逆注（てぎゃくちゅう）：奇穴。腕関節横紋の上6寸で，長掌筋と橈側手根屈筋の間に取る。
独陰（どくいん）：奇穴。足にあり，①第2趾の近位趾節間関節横紋の中央に取る。②母趾と第2趾足底面の横紋中に取る。
内迎香（ないげいこう）：奇穴。鼻腔内の中上端で，鼻翼軟骨と鼻介の境界の粘膜に取る。
八邪（はちじゃ）：奇穴。手背で，第2〜第5中手指節関節それぞれの間，表裏の肌目に取る。一側に4カ所，左右8カ所ある。
八風（はっぷう）：奇穴。足背で，第2〜第5中足指節関節それぞれの間，表裏の肌目に取る。一側に4カ所，左右8カ所ある。
百虫窩（ひゃくちゅうか）：「訳注一覧」を参照。
百労（ひゃくろう）：後頸部で，大椎穴の上2寸，外方1寸のところに取る。あるいは後髪際の下1寸で，正中線より外1寸に取る。
腰奇（ようき）：奇穴。後正中線上で，尾骨端より上2寸に取る。
利尿（りにょう）：奇穴。前正中線上で，臍の下2.5寸に取る。
陵後（りょうご）：奇穴。下腿の外側で，腓骨頭の後縁下際の陥凹部に取る。

付録 3　本書の施術法の紹介

毫針：早急に刺針を行う以外，一般病証では多くは15～30分の置針を行う。臨床における観察からすると，筋の痙攣性疼痛に対しては置針しない，あるいは置針時間を短くしてもよい。また，一般的な慢性・難治性・急性炎症性の疼痛症状や，危篤の病症には適宜，置針時間を増やす。一般的には7～10回で1クールとし，毎日あるいは隔日に1回，クール間隔は5～7日程度空けて治療を行う。

耳針：耳穴の刺激方法は多くあり，そのなかで毫針と圧粒法（植物の種を貼付する方法）が最もよく用いられている。毫針法を用いるときは一般的に2～3分の深さに刺入し，20～30分の置針し，隔日に1回治療を行う。圧粒法を行うときは一般的には患者に毎日数回，耳の粒を圧するように指示し，5～7回程度の治療が1クールとなる。

頭針：一般的に28～30号（針の直径0.28～0.3mm），長さは1.5寸（45mm）の毫針を用いる。刺針は頭皮に対して30度の角度で刺入し，深さは0.5～1.5寸（15～45 mm）。運針は提挿せずに捻針して，一般的に母指尺側面と次指橈側面で針柄を挟み，次指の中手指節関節をすばやく連続して屈伸させて捻針する。捻針速度は毎分約20回，2～3分間行い，置針時間は5～15分間，これを2～3回繰り返す。脳血管障害により片麻痺となった患者には置針中に四肢のリハビリを組み合わせる。電気針を代わりに用いることもでき，頻度は毎分200～300回。一般的に毎日あるいは隔日に1回治療し，10回を1クールとする。

灸法：艾条灸〔棒灸〕のときはそれぞれの経穴に5～7分，艾柱灸と生姜灸のときはそれぞれの経穴に5～7壮行う。急性疾患の場合には毎日，灸を2～3回する。慢性疾患の場合は3～7日におきに1回行う。一般的には毎日1回施灸し，3回後から2～3日に1回施灸する。

三稜針：三稜針の点刺法は普及しており，一般的に刺入深度は1～2分の深さ，抜針後に針孔付近を圧して少量の出血をさせる。毎日あるいは隔日に1回の治療を行う。瀉血法は静脈放血に用いられ，一般的に2～3日に1回の施術とする。出血が比較的多い場合は1～2週の間隔で1回とする。

抜罐：一般的に10～15分間の留めておき，抜罐部位の皮膚が充血するのを待ち，瘀血になったら罐を取り去る。3～5回の治療が1クールである。

電気針：一般的に通電時間は15～30分程度，治療中に患者が刺激に適応し，徐々に弱く感じる場合には，間歇通電方法を用いる。7～10回が1クールである。

皮膚針：一般的に毎日あるいは隔日に1回の治療を行い，7～10回が1クールである。

火針：一般的に1～3分の深さの刺針，2～3日に1回治療を行い，クールごとに3～5回行う。

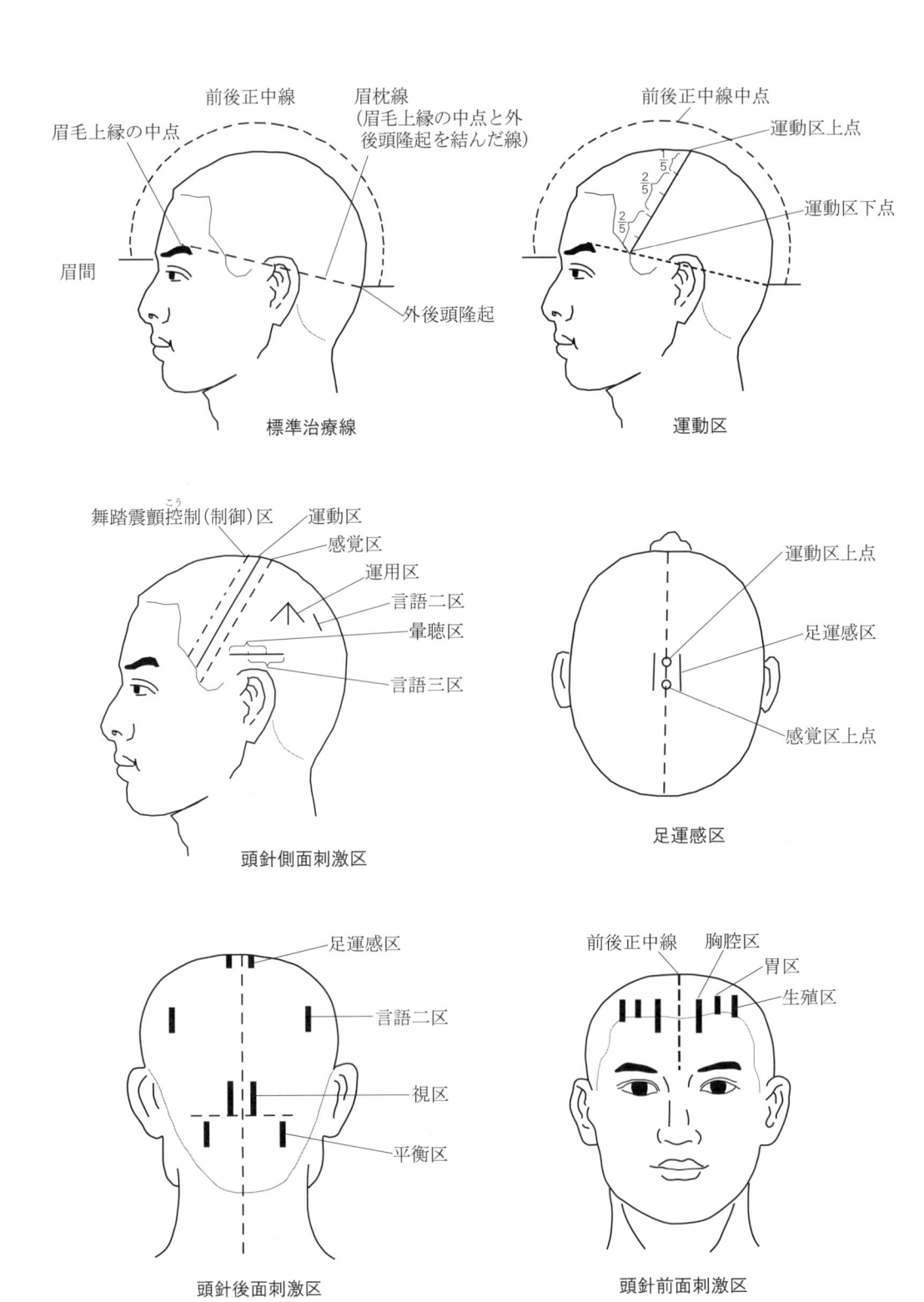

頭針図（焦氏頭針）

『針灸学 ——普通高等教育"十五"国家級規劃教材．新世紀全国
高等中医薬院校七年制規劃教材』（中国中医薬出版社）より

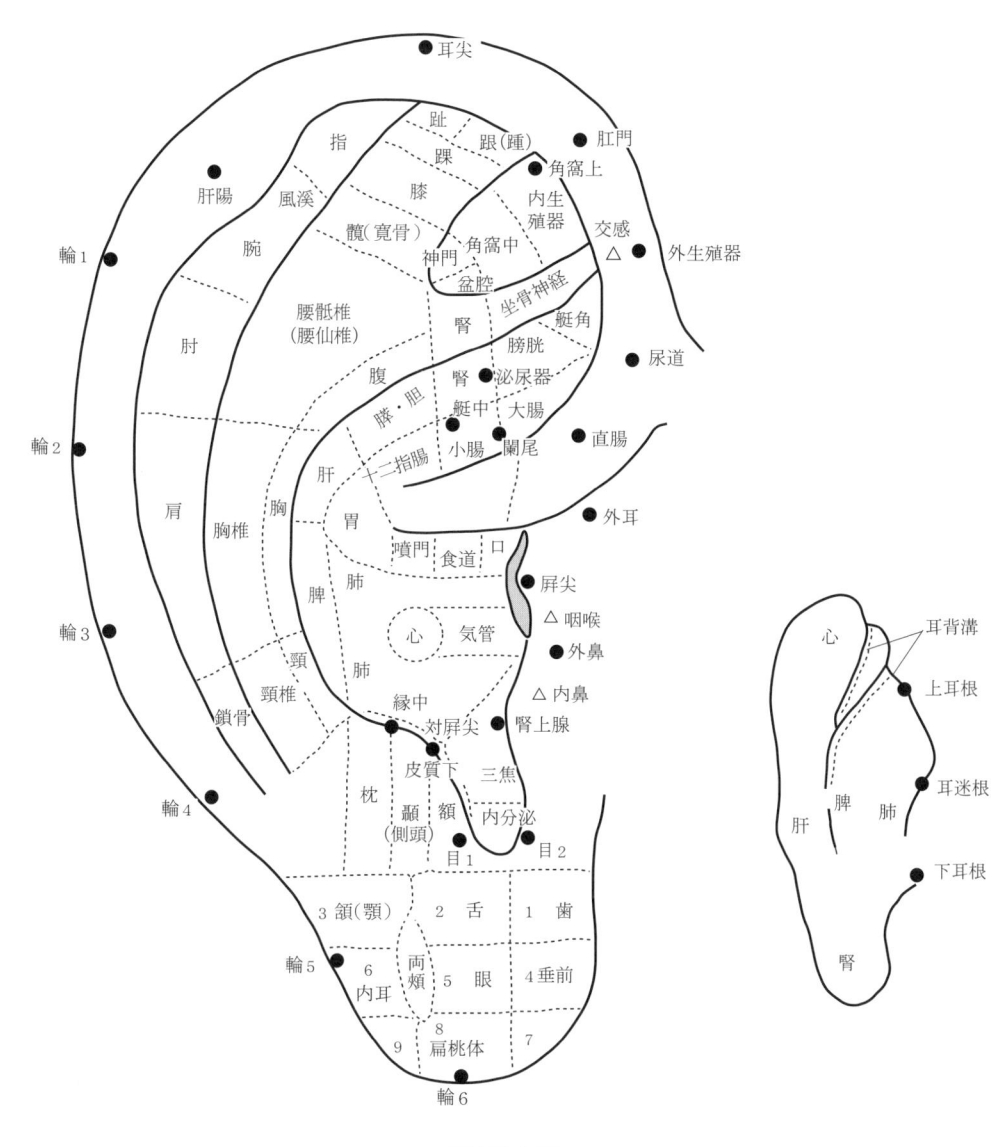

耳穴分布図

◇参考図書◇

1）楊長森ら：針灸治療学
2）楊甲三ら：針灸学
3）奚永江ら：針法灸法学
4）楊甲三ら：腧穴学
5）上海中医学院：針灸学
6）李丁：十四経穴図解
7）天津中医学院：腧穴学
8）中医研究院・広東中学院：中医名詞述語選釈
9）中医辞典編輯委員会：簡明中医辞典
10）山東中医学院：中薬方剤学
11）北京中学院等：中医学基礎
12）張伯臾ら：中医内科学
13）湖北中医学院等：婦産科学
14）広東中医学院等：外傷科学
15）上海中医学院等：小児学
16）中華人民共和国国家標准：経穴部位

訳注一覧（五十音順）

〔あ行〕

噯気（あいき）	げっぷのこと。
噯腐（あいふ）	げっぷに腐臭を伴う症状。
胃脘下兪（いかんげゆ）	奇穴。第8胸椎棘突起の下，外方1.5寸に取る。
胃脘満悶（いかんまんもん）	上腹部に膨満感があり，痞えてイライラする症状。
遺精（いせい）	夢に関係なく，精液を漏らしてしまう症状。
運化（うんか）	飲食物を水穀の精微と津液へと転化させて吸収し，全身に運搬する働き。
疫毒（えきどく）	伝染性・流行性の強い邪気で毒を兼ねるものを指す。
厭食（えんしょく）	悪食ともいい，長期間に渡り食欲不振があり，①飲食を欲しがらず，見るのも嫌がること，②ある特定の食物をみたり，その食物の臭いを嗅ぐと，悪心・吐き気・嘔吐すること，多くは食傷，食積にみられる。
嘔逆（おうぎゃく）	しゃっくりのこと。
横逆（おうぎゃく）	上昇すべき肝気が失調したため，下降すべき胃気に影響した状態。
悪寒（おかん）	ゾクゾクと寒けを感じ，温かくしても緩解しない症状。
悪風（おふう）	風にあたることを嫌がる症状。
悪露（おろ）	妊婦の分娩後に胞宮内に残った余分な血液と濁液を指す。
温煦（おんく）	温める働きを指す。気の作用の1つ。

〔か行〕

開闔（かいこう）	開いたり閉じたりする働き。
牙関緊急（がかんきんきゅう）	口が開けられない症状。
火針（かしん）	針を火で真っ赤に焼いてから刺す方法。
滑精（かっせい）	夢に関係なく，精液を漏らしてしまう症状。
滑泄（かっせつ）	下痢が長期間治らず，昼夜にかかわらず何度も大便を失禁してしまう病証。
完穀不化（かんこくふか）	大便に未消化物が混じる状態。
脘痞（かんひ）	心窩部が痞えて，不快な症状。
肝風内動（かんふうないどう）	眩暈・痙攣・震顫などの動きを特徴とする一連の証候で，外邪によらないものをいう。陰津不足により，筋脈を栄養できないことによる。
脘悶（かんもん）	腹が痞えて，イライラする症状。
気鬱化火（きうつかか）	気が長期間滞ったため火化した状態。
肌腠（きそう）	肌肉の模様を指す。
肌膚甲錯（きふこうさく）	皮膚が乾燥してうろこ状になる症状。
急黄（きゅうおう）	黄疸の中でも急激に起こり重症のものを指す。
胸陽（きょうよう）	胸中の陽気・上焦の陽気を指す。

訳注一覧

胸脘満悶（きょうかんまんもん）	胸部や脘部に膨満感があり，痞えてイライラする症状。
胸悶（きょうもん）	胸が痞えてイライラする症状。
胸悶懊悩（きょうもんおうのう）	胸が熱くてイライラし，気持ちが落ち着かない症状。
虚脱（きょだつ）	慢性疾患により精気を徐々に消耗した結果，陰陽気血を重度に消耗した症候で，玉のような汗・四肢の冷え・口が開き目は閉じる・手は弛緩・失禁・脈細欲絶などの症状がみられる。
虚煩（きょはん）	虚によって生じた心煩（しんはん）。
虚煩不寝（きょはんふしん）	心煩による不眠。
痙厥（けいけつ）	意識が喪失し，四肢が冷たい。
頸百労（けいひゃくろう）	奇穴。大椎穴の上2寸の外1寸に取る。
血海（けっかい）	衝脈を指す。
玄府（げんふ）	ここでは「眼の玄府」を指し，眼と関係のある気血の通路のこと。
口眼喎斜（こうがんかしゃ）	口も眼も一側にゆがんでいる症状。
拘急（こうきゅう）	筋肉が引きつり，屈伸しにくい症状。
口淡（こうたん）	味覚が減退する症状。
五更泄（ごこうせつ）	五更（朝4〜6時頃）にのみ下痢をする慢性症状。
午後潮熱（ごごちょうねつ）	午後になると発熱する，あるいは熱がひどくなる。
五心煩熱（ごしんはんねつ）	両側の手のひら，足底部が熱く，胸がほてってムカムカする症状。
骨蒸潮熱（こつじょうちょうねつ）	午後になると熱が骨から蒸し出てくるような症状（発熱）。
昏厥（こんけつ）	突然倒れ，四肢が冷たくなり，意識不明になる症候。

〔さ行〕

三伏灸（さんふくきゅう）	夏の酷暑の期間を初伏（夏至後の第3の庚の日）・中伏（夏至後の第4の庚の日）・末伏（立秋後の第1の庚の日）の三伏とし，そのときに行う灸治療のこと。温経散寒・補虚助陽の中薬で錠剤を作り，目的の経穴に貼って，その上から灸をする。体内の陽気が最も充実しているため，薬の効果が身体の深部まで届きやすいと考えられる。
自汗（じかん）	目覚めているときに，汗が出続け，動くとさらにひどくなる症状。
子宮（しきゅう）	奇穴。臍下4寸を離れること3寸に取る。
衄血（じくけつ）	鼻出血。
嗜睡（しすい）	やたらと眠くてすぐに寝てしまうが，声をかけると目を覚ます。
十宣（じっせん）	奇穴。手の十指の先端で，爪甲遊離縁を1分離れたところに取る。
湿毒（しつどく）	湿邪が鬱積して毒となったもの。
四縫（しほう）	奇穴。手にあり，第2〜5近位指節間関節掌側中央に取る。一側に4カ所ある。
積（しゃく）	胸腹中に塊ができ，固くて移動しないという病症。
収引（しゅういん）	収縮・牽引という寒邪の性質。
羞明（しゅうめい）	目が光によって強く刺激されるため，光をまぶしく感じ，光を受けることを嫌う状態。
宿食（しゅくしょく）	食積（しょくせき）のこと。

受盛（じゅせい）	胃で消化された飲食物を受け取り，さらに清と濁に分けるという小腸の働き。
粛降（しゅくこう）	気や津液などを下や内の方向に拡散させる肺気の働き。
消穀善飢（しょうこくぜんき）	食物が胃に入った後とても早く消化され，すぐに空腹感を覚えること。食べてもすぐに腹がすく。
情志（じょうし）	情緒のこと（中医学特有の用語）。怒・喜・思・憂・悲・恐・驚といった感情を七情として情志のなかに含める。
昇清（しょうせい）	脾気が水穀の精微を上部に運ぶ働きと内臓の位置を保つ働きを指す。
定喘（じょうぜん）	奇穴。第7頸椎棘突起と第1胸椎棘突起間の外5分に取る。
条達（じょうたつ）	滞りがなく通じている状態。
小便不利（しょうべんふり）	小便の量が減少し，排尿困難，および完全尿閉を指す。
食積（しょくせき）	脾胃の運化機能が失調し，食物が停滞・蓄積する病証。
心悸（しんき）	動悸がしたり，心臓部に不安を感じたりする症状。
心虚胆怯（しんきょたんきょう）	心気が虚して，神がうまく働かず恐れやすい症候。
神昏（しんこん）	昏睡・意識不明の状態。
真心痛（しんしんつう）	心臓の発作性の痛み。絞られるような痛みで，常に胸に閉塞感を伴う。心窩部の痛みとは区別される。狭心症，心筋梗塞に該当する痛み。
心中懊悩（しんちゅうおうのう）	胸が熱くてイライラし，気持ちが落ち着かない症状。
身熱不揚（しんねつふよう）	患者は発熱を自覚しており，他覚的にははじめは手を触れても感じないが，しばらくすると灼けるような熱さを感じる症状。
心煩（しんはん）	胸が熱くてイライラし，鬱積して不快である症状。
心痺（しんひ）	内臓痺証の1つ。心気が詰まり，脈道が通じなくなって起こる。症状として胸悶・心悸・心痛・突然息苦しくなる・驚きやすい・のどの乾燥・噯気・脈沈弦などがある。西洋医学的には冠状心疾患などでみられる。
真陽外越（しんようがいえつ）	極度に陰精を消耗したため，陰陽が連携できず，陽気が寄り付くところを失って，外側に浮かび上がってきた病証。危篤状態。
水毒（すいどく）	水中の邪気や毒，およびこれらにより引き起こされる症候を指す。
清竅（せいきょう）	耳・目・鼻・口・咽喉・舌といった頭・顔面部にある竅(あな)を指す。
怔忡（せいちゅう）	終日動悸が生じ，わずかな疲労で悪化する，重症の心悸。
制約（せいやく）	縦に走行する全ての経脈を束ね，経脈の気を調節して通行を円滑にさせる帯脈の働きのこと。
清陽（せいよう）	体内の軽く清らかで上昇・発散の性質をもつ気を指す。
癤（せつ）	皮膚表層における急性化膿性疾患。
譫語（せんご）	うわごと。
宣発（せんはつ）	気や津液などを上や外の方向に拡散させる肺気の働き。
疽（そ）	皮膚から骨における急性化膿性疾患。有頭疽と無頭疽に分類される。
瘡（そう）	体表における化膿性疾患の総称。
宗筋（そうきん）	①筋脈の総称，②陰茎のこと。
嘈雑（そうざつ）	胸焼けのこと。
早泄（そうせつ）	早漏のこと。

訳注一覧

蔵躁証（ぞうそうしょう）	精神の抑うつ・感情の乱れ・理由もなく泣く・頻回のあくびを主症状とする情緒の疾病。
壮熱（そうねつ）	悪寒を伴わない高熱。
腠理（そうり）	皮膚・肌肉・臓腑のきめ，および皮膚と肌肉の間隙にある結合組織を指す。
疏泄（そせつ）	全身の気機を疏通・円滑にさせる肝の働き。

〔た行〕

対珠尖（たいじゅせん）	対珠の最も高いところに取る。
大便溏薄（だいべんとうはく）	溏泄ともいう。大便が軟らかい，ペースト状。
治節（ちせつ）	呼吸・全身の気機・津液代謝を調節し，心の血液運行機能を助ける肺の働き。
中気（ちゅうき）	中焦にある脾胃の気とその働きを指す。
虫積（ちゅうしゃく）	腹の中にいる寄生虫が多く，蓄積して塊となる病症。
抽搐（ちゅうちく）	けいれんのこと。
癥（ちょう）	腹中に塊ができ，固くて移動しないという病症。なお，移動するのは瘕という。
治痒（ちよう）	奇穴。①上腕外側で肩峰直下腋窩横紋前端の高さに取る。②湿疹・蕁麻疹などを主治する。
潮熱（ちょうねつ）	毎日特定の時間にのみ発熱する症状。
手足心熱（てあししんねつ）	手のひらや足の裏が熱くなる症状。
天癸（てんき）	人体の成長・発育と生殖機能を促進し，女性の月経と妊娠を維持するために必要な物質。男女の腎精を源として，後天の水穀の精微に栄養され，徐々に働きが旺盛になっていく。
頭暈（とううん）	めまい，頭がふらつく。
盗汗（とうかん）	睡眠時のみに汗が出る症状で，目覚めると汗がひく。寝汗のこと。
呑酸（どんさん）	胃酸が口の中にこみ上げる症状。

〔な行〕

二白（にはく）	奇穴。前腕掌側で，腕関節横紋を上ること4寸，橈側手根屈筋腱の両側に取る。痔・脱肛などを主治する。
葱（ねぎ）	隔物灸（葱）は隔葱灸といい，葱白（ネギの白い茎）をすり潰して，患部に塗布し，その上に灸をする。
納気（のうき）	呼吸は主に肺が主るが，腎の息を深く吸い込む働きのことをいう。

〔は行〕

煩渇（はんかつ）	胸の中がイライラして熱く，口が渇き飲みものを多量に欲する症状。

煩躁（はんそう）	胸が落ち着かず，無意識に手足を動かしてしまう症状。
煩躁不寧（はんそうふねい）	胸が落ち着かず，無意識に手足を動かしてしまう症状。
煩熱（はんねつ）	発熱と同時に煩躁や胸悶がある症状。
皮膚針（ひふしん）	複数の短針を束ねたものを用いて，ある部位を叩くように浅刺する刺針法で，梅花針（五本の針），七星針（七本の針），羅漢針（十八本針）などがある。
百虫窩（ひゃくちゅうか）	奇穴。大腿前内側にあり，膝蓋骨内上角の上3寸に取る。
封蔵（ふうぞう）	精気の貯蔵，大小便の管理などの働きを指す。
伏脈（ふくみゃく）	脈象の一種。強く按じて骨に至るほどではじめて触れる脈。ひどいときには触れない。
趺陽脈（ふようみゃく）	衝陽脈ともいい，三部九候脈診における脈診部位の1つ。足の陽明胃経に属し，足背動脈拍動部に取り，脾胃を診察する。
便溏（べんとう）	大便が軟らかい・ペースト状。
胞脈（ほうみゃく）	胞宮上に分布している脈絡を指す。
胞絡（ほうらく）	胞脈と同じ。

〔ま行〕

目眩（もくげん）	めまい・目がくらむ。
目昏（もくこん）	物がぼやけてはっきり見えない症状。

〔や行〕

癰（よう）	皮膚表層における急性化膿性疾患。
陽痿（ようい）	陽萎，陰痿，陰萎ともいい，陰茎が硬くならなく勃起せず，すぐになえること（勃起不全）インポテンスのこと。
腰膝酸軟（ようしつさんなん）	腰や足がだるく，力が入らない。

〔ら行〕

裏急後重（りきゅうこうじゅう）	切迫した腹痛があり，頻回に便意を催し，肛門が重く落ちるような感じを伴い，排便後もすっきりしない。
癆虫（ろうちゅう）	肺癆を起こす病因で，伝染性があり，肺虫ともいう。

〔わ行〕

穢濁（わいだく）	腐敗した不潔な気や，山に立ちこめる雲霧などを指す。

【監訳者略歴】

篠原　昭二（しのはら・しょうじ）
1956年　愛媛県生まれ
1978年　明治鍼灸柔道整復専門学校卒業・専任教員
1980年　明治鍼灸短期大学・助手（東洋医学教室）
1987年　明治鍼灸大学・講師（東洋医学教室）
1991年　明治鍼灸大学・助教授（東洋医学教室）
2001年　博士号（鍼灸学）の学位取得
2003年　明治鍼灸大学・大学院　教授（2008年に大学名が明治国際医療大学に改名）
2014年　明治国際医療大学を退職，九州看護福祉大学・鍼灸スポーツ学科　教授
2015年　九州看護福祉大学大学院　教授
著書に『誰でもできる経筋治療』（医道の日本社），『新しい鍼灸診療』『臨床経穴ポケットガイド361穴』『運動器疾患の治療（整形外科，現代鍼灸，伝統鍼灸）』『緩和ケア鍼灸マニュアル』『特殊鍼灸テキスト』（以上，医歯薬出版），『［図でわかる］中医針灸治療のプロセス』（東洋学術出版社），『補完・代替療法「鍼灸」』（金芳堂），『ビギナーズ鍼灸HARIナビ〜初学者のための鍼灸臨床マニュアル〜』『若葉マークのための鍼灸臨床指針』（以上，ヒューマンワールド）など。

【訳者略歴】

和辻　直（わつじ・ただし）
1964年　大阪府生まれ
1987年　明治鍼灸大学　鍼灸学部卒業
現在，明治国際医療大学鍼灸学部　はり・きゅう学講座　教授・博士（鍼灸学）
共著に『運動器疾患の治療　整形外科・現代鍼灸・伝統鍼灸』（医歯薬出版，2012），『緩和ケア鍼灸マニュアル』（医歯薬出版，2014），『特殊鍼灸テキスト』（医歯薬出版，2014），『すぐ使える若葉マークのための鍼灸臨床指針』（ヒューマンワールド，2017），『新しい鍼灸診療』第2版（医歯薬出版，2019）などがある。

斉藤　宗則（さいとう・むねのり）
1970年　埼玉県生まれ
1993年　明治鍼灸大学　鍼灸学部卒業
1997年　天津中医学院　修士課程（鍼灸）卒業
2004年　北京中医薬大学　博士課程（中医）卒業
現在，明治国際医療大学　特任准教授・博士（医学）
共著に『新しい鍼灸診療』（医歯薬出版，2006），『中国医学体感ガイドブック』（医道の日本社，2005），『鍼灸医学大辞典』（医歯薬出版，2012）などがある。

【著者略歴】

朱　江

1954年　湖北省武漢市生まれ
1979年　北京中医学院中医系卒業
1983年　上海中医学院針灸経絡研究所針灸系卒業，医学修士号取得。

卒業後，北京中医薬大学で教鞭をとる。1985～86年，日本の東京衛生学園専門学校に交換研修生として学ぶ。

北京中医薬大学針灸推拿学院教授，主任医師，博士生指導教授，国家中医薬管理局針灸特色療法重点研究室主任，国務院政府特殊手当獲得者。中国針灸学会常務理事，北京市針灸学会副会長等を兼任。

主な著作に,『実用針灸医案表解』(中医古籍出版社，2000)，『現代常用針法灸法的臨床応用』(中国中医薬出版社，2005)などがある。

[図でわかる] 中医針灸治療のプロセス

2006年6月10日　　　第1版第1刷発行
2020年3月1日　　　　第3刷発行

編　　者　　朱　江・劉雲提・宋　琦
監訳者　　篠原　昭二
訳　　者　　和辻　直・斉藤　宗則
発　　行　　井ノ上　匠
発行所　　東洋学術出版社
　　　　　〒272-0021　千葉県市川市八幡2-16-15-405
　　　　　販売部　電話 047 (321) 4428　FAX 047 (321) 4429
　　　　　　　　　e-mail　hanbai@chuui.co.jp
　　　　　編集部　電話 047 (335) 6780　FAX 047 (300) 0565
　　　　　　　　　e-mail　henshu@chuui.co.jp
　　　　　ホームページ　http://www.chuui.co.jp

印刷・製本━━━モリモト印刷株式会社
◎定価はカバーに表示してあります　　◎落丁，乱丁本はお取り替えいたします

ⓒ 2006 Printed in Japan　　　ISBN978-4-924954-89-2　C3047